# ...ности
# нашего
# мозга

# The
# ODD
# BRAIN

mysteries of our **weird** and wonderful **brains** explained

# Dr Stephen Juan

# Стивен Джуан

**Занимательная информация**

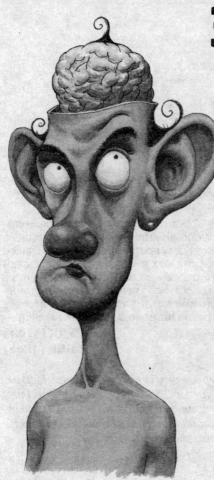

# Стран-<br>ности<br>нашего<br>мозга

РИПОЛ<br>КЛАССИК

Москва<br>2009

УДК (410.1)
ББК (4Вел)
Д42

*Перевод с английского А. А. Давыдовой*

**Джуан, С.**

Д42     Странности нашего мозга / Стивен Джуан ; [пер. с англ. А. А. Давыдовой]. — М. : РИПОЛ классик, 2009. — 384 с. : ил.

ISBN 978-5-386-00749-2

Доктор Стивен Джуан — ученый, преподаватель, журналист и антрополог. В книге «Странности нашего мозга» он раскрывает все секреты и особенности работы одной из самых сложных и малоизученных частей человеческого организма — мозга. К научным фактам и исследованиям известных ученых автор подходит с некоторой долей юмора, поэтому книга читается легко и будет интересна широкому кругу читателей.

**УДК (410.1)**
**ББК (4Вел)**

*The Odd Brain было впервые опубликовано на английском языке издательством Harper Collins Publishers (Австралия, г. Сидней) в 1998 году. Данное издание на русском языке опубликовано по соглашению с Harper Collins Publishers Australia Pty Ltd.*

ISBN 978-5-386-00749-2

# Оглавление

# Благо**дарности**

С чего бы начать в благодарности тем, кто помогал мне в работе над этой книгой? В первых строчках моего списка находятся преданные делу неутомимые ученые и исследователи, посвятившие жизнь изучению человеческого мозга, сознания и тела. Их одинокая работа часто остается незамеченной. Но именно эти люди — истинные герои научной революции. Некоторые из них занимаются медициной, другие изучают человеческое поведение, третьи — что-то еще. По радио и телевидению часто говорят: «Доктору Джуану всегда есть что сказать по любой теме». Это, конечно, льстит, но и смущает. Мне было бы не о чем рассказывать, если бы ученые не трудились каждый в своей области, стремясь расширить наши представления об окружающем мире. Они совершают великие открытия, а мое дело несложное. Вся работа лежит на их плечах — я лишь рассказываю ее историю.

Спасибо всем авторам и издателям за разрешение представить здесь опубликованные ранее материалы:

Глава 2: Барон-Коэн С. Жестокость у мальчика с синдромом Аспергера // Journal of Child Psychology and Psychiatry. Vol. 29. P. 351—352. Права принадлежат Association of Child Psychology and Psychiatry, 1988. Воспроизводится с разрешения Association of Child Psychology and Psychiatry.

Сасман И. Как отличить синдром Аспергера от аутизма // The Brown University Child and Adolescent Behavior Letter. January 1996. P. 1, 6. Права принадлежат The Brown University Child and Adolescent Behavior Letter, 1996. Воспроизводится с разрешения The Brown University Child and Adolescent Behavior Letter.

Глава 3: Макъюэн Б., Шмек Г. Мозг-заложник. С. 6—7. Права принадлежат Rockefeller University Press, 1994. Воспроизводится с разрешения Rockefeller University Press.

Глава 4: Дольфин Д. Порфирия, вампиры и оборотни: происхождение европейских легенд о превращениях. С. 1—2, 4 и 6. Статья представлена на встрече Американской ассоциации продвижения науки. Права принадлежат Д. Дольфину, 1985. Воспроизводится с разрешения Д. Дольфина.

Готтлиб Р. Легенда о европейском вампире. Потеря цели и сохранение тела // Psychoanalytic Study of the Child. Vol. 49. P. 465. Права принадлежат Yale

University Press, 1994. Воспроизводится с разрешения Yale University Press.

Рейнс Дж., Рейнс Л., Сингер М. Дракула. Расстройства «я» и структура пограничного сознания // Psychiatric Clinics of North America. Vol. 17. P. 811. Права принадлежат W. B. Saunders Company, 1994. Воспроизводится с разрешения W. B. Saunders Company.

Глава 5: Кек П., Поуп Г., Хадсон Дж., Макэлрой С. и Кулик А. Ликантропия в XX веке // Psychological Medicine. Vol. 18. P. 118—119. Права принадлежат Cambridge University Press, 1988. Воспроизводится с разрешения Cambridge University Press.

Келер К., Эбель Г., Вацопулос Д. Ликантропия и демономания: некоторые проблемы психопатологии // Psychological Medicine. Vol. 20. P. 630. Права принадлежат Cambridge University Press, 1990. Воспроизводится с разрешения Cambridge University Press.

Глава 8: Энох М., Третоуэн У. Необычные психиатрические синдромы. 2-е изд. С. 118 и 125. Права принадлежат М. Эноху и У. Третоуэну, 1979. Воспроизводится с разрешения Butterworth-Heinemann Publishers.

Глава 9: Орнштейн Р., Собель Д. Здоровые удовольствия. С. 202—203. Права принадлежат Р. Орнштейну и Д. Собелю, 1989. Воспроизводится с разрешения Addison-Wesley Longman, Inc.

Глава 10: Рейн А., Венаблз П., Уильямс М. Связь между центральными и автономными степенями возбуждения в возрасте 15 лет и преступным поведением в 24 года // Archives of General Psychiatry. Vol. 47. P. 1003. Права принадлежат American Medical Association, 1990. Воспроизводится с разрешения American Medical Association.

Глава 11: Зигель Р. Опьянение: жизнь в поисках искусственного рая. С. 23, 118. Права принадлежат Ronald K. Siegel, Ph. D., Inc., 1989. Используется с разрешения Dutton Signet, отделения Penguin Books USA, Inc.

Глава 15: Чалмерс Д. Загадка осознанного опыта // Scientific American. December 1995. P. 80. Права принадлежат Д. Чалмерсу, 1995. Воспроизводится с разрешения Д. Чалмерса.

Хеттингер М. Сила позитивного мышления // Your Health. 3 September 1996. P. 16. Права принадлежат Your Health, 1996. Воспроизводится с разрешения Your Health.

Крамер П. Слушая «прозак». С. 2, 13. Права принадлежат П. Крамеру, 1993. Используется с разрешения Viking Press, отделения Penguin Books USA, Inc.

Глава 16: Уиллард Р. Увеличение груди путем визуализации и гипноза // American Journal of Clinical Hypnosis. Vol. 19. P. 196—197. Права принадлежат American Association of Clinical Hypnosis, 1977. Воспроизводится с разрешения American Association of Clinical Hypnosis.

Глава 20: Джастис Б., Джастис Р., Крафт А. Ранние признаки жестокости: достаточно ли триады?

// American Journal of Psychiatry. Vol. 131. P. 457—458. Права принадлежат American Psychiatric Association, 1974. Воспроизводится с разрешения American Psychiatric Association.

Лабелл А., Брэдфорд Дж., Бурже Д., Джонс Б., Кармайкл М. Подростки-убийцы // Canadian Journal of Psychiatry. Vol. 36. P. 583, 586. Права принадлежат Canadian Psychiatric Association, 1991. Воспроизводится с разрешения Canadian Psychiatric Association.

Глава 22: Рапопорт Дж. Мальчик, который не мог не мыться. С. 5, 15—16, 18. Права принадлежат Дж. Рапопорт, 1989. Используется с разрешения Dutton Signet, отделения Penguin Books USA, Inc.

Глава 23: Эйвери П. Хорошие новости для тех, кто боится стоматологов // American Health. May 1989. P. 46, 48. Права принадлежат American Health, 1989. Воспроизводится с разрешения American Health.

Глава 24: Макнил Дж., Уоррингтон И. Агнозия на лица: расстройство, связанное с узнаванием // Quarterly Journal of Experimental Psychology (A) Human Experimental Psychology. Vol. 46. P. 1. Права принадлежат Experimental Psychology Society, 1993. Воспроизводится с разрешения Experimental Psychology Society.

Глава 25: Бил Б. Только подумайте — пациенты в коме могут с нами общаться! // The Sydney Morning Herald. 12 сентября 1996. P. 3. Права принадлежат Бобу Билу, 1996. Воспроизводится с разрешения Боба Била.

Глава 26: Трефферт Д. Невероятные люди. Права принадлежат Д. Трефферту, 1989. Воспроизводится с разрешения Harper Collins Publishers Pty Limited.

Глава 27: Иглс Дж. Полиовирусы как причина шизофрении // British Journal of Psychiatry. Vol. 160. P. 598—599. Права принадлежат the Royal College of Psychiatrists, 1992. Воспроизводится с разрешения the Royal College of Psychiatrists.

Глава 28: Шепер-Хьюз Н. Осажденные тела: членовредительство в культуре и психиатрии (А. Фавацца) // Medical Anthropology Quarterly. Vol. 3. No 3. P. 312. Права принадлежат American Anthropological Association, 1989. Воспроизводится с разрешения American Anthropological Association.

Глава 29: Шер М. Коро у индейцев США // International Journal of Social Psychiatry. Vol. 33. P. 43—44. Права принадлежат Avenue Publishing Company, 1987. Воспроизводится с разрешения Avenue Publishing Company.

Глава 31: Дилон К., Гросс-Изерофф Р., Израэли М., Бигон А. Авторадиографический анализ связывающего серотонин 5-HT1A-рецептора в человеческом мозге после смерти: влияние возраста и алкоголя // Brain Research. Vol. 554. P. 56. Права принадлежат Elsevier Science, 1991. Воспроизводится с разрешения Elsevier Science.

Миллс К. Самоубийства, убийства и их связь с переменами погоды // American Journal of Psychiatry. Vol. 91. P. 669. Права принадлежат American Psychiatric

Association, 1934. Воспроизводится с разрешения American Psychiatric Association.

Глава 33: Андрейд Дж. Обучение под анестезией: обзор // British Journal of Psychology. Vol. 86. P. 479. Права принадлежат British Psychological Society, 1995. Воспроизводится с разрешения British Psychological Society.

Глава 34: Рафаэль Б. Когда грянет гром. С. 13. Права принадлежат Basic Books, Inc., 1987. Воспроизводится с разрешения HarperCollins Publishers Pty Limited.

Я хочу поблагодарить студентов моего университета за их вопросы и за то, что они разрешили мне для обсуждения научных открытий отклоняться от установленного плана лекций.

Спасибо библиотекарям Сиднейского университета, а также других университетов и медицинских центров Сиднея. Спасибо всем тем людям, которые выкладывают информацию в Интернете.

Отдельная благодарность создателям и владельцам MEDLINE. Для тех, кто не знает, MEDLINE — это крупнейшая во Всемирной сети база медицинских данных. В ней содержатся статьи из тысяч медицинских журналов. Надо ли говорить о том, что я пристрастился к ней вместе с тридцатью тысячами ежедневных посетителей. Это замечательный ресурс, созданный для повышения образовательного уровня общества в области медицины.

Спасибо Джуд Макги и прекрасным людям из издательства *HarperCollinsAustralia*: Джефу Армстронгу, Кристине Фармер, Саре Джентл, Анджело Лукакису и Сью Пейдж. Отдельное спасибо моему редактору Белинде Юилль, проделавшей значительную работу. Благодарю художника Рода Клемента за то, что сделал «Странности нашего мозга» такими же привлекательными, как и «Странности нашего тела».

И наконец, спасибо моей жене Баффи и двум нашим дочерям, Алисии и Кесси, за то, что они дают мне возможность читать, писать и делиться с людьми информацией, которая кажется мне крайне интересной.

*Доктор Стивен Джуан*

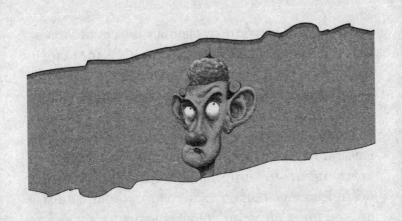

# Введение

Наш мозг поразителен!

Вы когда-нибудь задумывались о том, насколько удивителен человеческий мозг? От этого невероятного органа зависит каждая наша мысль, каждое действие, каждый поступок. Мозг воспринимается нами как само собой разумеющееся, но без него мы не смогли бы думать. Мы бы существовали, но были бы неспособны познавать себя.

Международная организация здравоохранения назвала девяностые годы XX в. «Десятилетие мозга». И это неслучайно. В 1990-е мы много узнали о человеческом мозге, о работе сознания, о его связи с телом. По сути, за последнее десятилетие XX в. мы поняли о мозге больше, чем за все предыдущие столетия, вместе взятые. И объем знаний постоянно растет. Если говорить об открытиях, связанных с мозгом, то получается, что мы живем в удивительное время. Едва ли не каждую неделю мы узнаем о свойствах этого органа что-нибудь новое и поразительное. Возникает еще одна деталь головоломки, занимая положенное ей место. Общая картина все более проясняется. Теперь мы не только знаем многое о самом мозге, но и о том, как он функционирует и что происходит с человеком, если этот орган работает неправильно.

Иногда наш мозг действительно начинает давать сбои. Из-за его неверной работы возникают физические и психиатрические проблемы; патологии того или иного рода вызывают странное поведение. Проще говоря, нарушения в функционировании мозга отражаются и на нашей деятельности. Поведение человека из-за аномалий мозговой активности может быть роковым, разрушительным как для самого человека, так и для его семьи. Большинство из нас являются нормальными (или близкими к норме) людьми. Однако в человеческих сообществах есть примеры поведения, которое вряд ли можно назвать типичным. Наблюдать за патологиями у людей невероятно интересно, но нельзя забывать о том, что каждый человек заслуживает уважения, терпения, любви и гуманного отношения.

Не менее интересно развенчивать широко распространенные мифы о мозге. Некоторые данные не поддерживают точку зрения о том, что работа мозга связана с определенными условиями или поведением. К примеру, большинство из нас переживали состояние дежавю. Думали ли вы когда-нибудь, что происходит в это время в мозге?

К сожалению, на протяжении веков люди проявляли по отношению к тысячам своих собратьев вопиющую несправедливость. Мы привыкли обвинять тех, кто совершает нечто выходящее за рамки общественных норм, в так называемом нравственном падении. На ум сразу же приходит клептомания. Некоторые из нас до сих пор считают клептоманов виновными, полагая, что им место в тюрьме. Однако не лучше ли разобраться, почему люди обладают навязчивым стремлением к воровству. Наука говорит нам, что причин возникновения клептомании довольно много. Часть их кроется в биохимических нарушениях деятельности мозга. И это вопрос совсем не нравственного падения, а биохимии. То есть здесь нет вины самого человека. Логика и справедливость говорят о том, что таких людей нельзя наказывать за их поведение, их необходимо лечить.

По мере развития исследований мозга выявляются странные, необычные и иногда забавные факты о его функционировании. В ближайшие годы наверняка появятся новые открытия, связанные с мозгом. Человеческое поведение очень сложно. Мы знаем, что оно связано с множеством факторов. К счастью, изучив связь между работой мозга, развитием сознания, особенностями тела и жизнью всего общества, можно четко представить себе, что значит быть человеком.

С целью образования и к удовольствию читателей мы предлагаем вам то новое, что стало известно благодаря новейшим исследованиям деятельности мозга.

Наш мозг поразителен! И мы надеемся, что эта книга произведет на вас такое же впечатление.

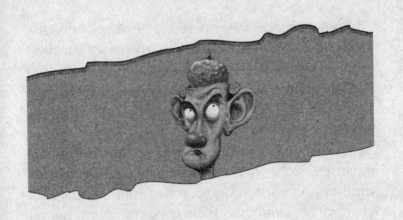

Глава 1

# Мозг-**чистюля**:

## маленькие уборщики, или Что случилось с мозгом Эйнштейна?

Мозг является не только самым странным, но и самым «чистым» органом нашего тела. В отличие от кожи (человеческое тело покрыто кожей, площадь которой составляет от 1,3 до 1,7 квадратного метра), он способен к самоочищению.

Словно спортсмен, чистоплотный, подтянутый, крепкий и закаленный, мозг поддерживает высокую степень активности, поскольку «моет» себя сам. Он избавляется от малейшего загрязнения, то есть от всего, что может негативно повлиять на эффективность его работы.

Самых больших размеров наш мозг достигает в ранней молодости: тогда в нем насчитывается примерно сто миллиардов нейронов (нервных клеток). Большинство ученых считают, что мы теряем от десяти до ста тысяч нейронов ежедневно. Когда нервные клетки погибают от старости, болезни или травмы, их быстро поглощают и перерабатывают окружающие их глиальные клетки, которые можно считать чудесными уборщиками мозга. Эти клетки способствуют и нормальному функционированию здоровых нейронов. Очищение помогает мозгу сохранить сто миллиардов фрагментов информации в более чем ста миллиардах клеток. Это в 500 раз больше, чем вместимость многотомной энциклопедии.

С 1985 г. доктора́ Мэриэн Даймонд и Арнольд Шайбель выдвигали следующую идею: чем больше глиальных клеток приходится на один нейрон, тем чище становится мозг, а его работа эффективнее, и, следовательно, выше умственные способности человека. Даймонд и Шайбель основывают свою теорию на исследовании мозга двенадцати человек, в том числе и Альберта Эйнштейна.

Альберта Эйнштейна (1879—1955) можно назвать величайшим ученым всех времен. После того как он скончался в Принстоне от сердечного приступа, патологоанатом доктор Томас Харви извлек его мозг при вскрытии, проведенном в Принстонской больнице, и сохранил для научных исследований.

Харви отвез мозг в университет Канзаса в Вичите, а затем забрал домой в Вестон (штат Миссури). Говорят, что поначалу он хранил мозг в холодильнике. Позже он разделил его на части и поместил в стеклянные банки с формальдегидом, которые хранил в картонной коробке из-под яблочного сидра.

В 1979 г., по прошествии более чем тридцати лет после вскрытия, Даймонд связалась с Харви и попросила выслать ей образцы тканей мозга Эйнштейна для изучения. В 1982 г. после многочисленных задержек она, наконец, получила желаемое. Срезы мозга были готовы для исследований и, аккуратно запечатанные в пластик, находились в отличном состоянии.

Даймонд и Шайбель изложили свою теорию о глиальных клетках и их связи с эффективностью мышления в 1985 г. в статье «О мозге ученого: Альберт Эйнштейн»[1].

Они подсчитали число глиальных клеток на нейрон в мозге Эйнштейна и сравнили его с результатами анализа мозга одиннадцати взрослых мужчин предположительно среднего уровня интеллекта. Ученые обнаружили, что в одной из областей левого полушария мозга Эйнштейна на один нейрон приходилось на 73 % больше глиальных клеток, чем в любом другом исследованном ими мозге. Они сделали вывод, что этот факт может быть связан с высоким уровнем интеллекта великого ученого.

Однако критики не дремали. Большинство из них решили, что исследователи допустили промах, опрометчиво связав глиальные клетки с интеллектом. Они заявляли, что наука пока не установила четкой причинно-следственной связи между интеллектом и количеством или качеством нейронов. Другие полагали, что на основании лишь двенадцати примеров невозможно сделать точный вывод. В конце концов, между людьми столько различий, так почему бы и количеству глиальных клеток на нейрон не быть разным?

Третьи утверждали, что такая разница ни о чем не говорит — то, что у Эйнштейна было больше глиальных клеток, связано с высоким интеллектом ученого точно так же, как форма его пупка.

По мнению критиков, некоторые факты указывают на то, что, когда мозг стареет, усилия по его очищению повышаются, и число глиальных клеток с возрастом может увеличиваться. Таким образом, поскольку Эйнштейну на момент смерти было семьдесят шесть лет, глиальных клеток у него и оказалось больше. Возможно, исследование мозга молодого Эйнштейна дало бы иные результаты.

Наиболее суровые критики объявляли само исследование грубым и не представляющим научной ценности. Некоторые считали, что мозг Эйнштейна нужно оставить в покое.

К тому же в процессе обсуждений выяснилось, что семья Эйнштейна никогда не давала разрешения на удаление, хранение и исследование мозга ученого. Это поставило в неудобное положение не только Даймонда и Шайбеля, но и Харви. Учитывая желание семьи, Харви предложил сделать и другие образцы мозга ученого доступными для серьезных исследователей.

Роль глиальных клеток придает новый смысл фразе «промывка мозгов». И, как это ни удивительно, спустя сорок лет после смерти Альберта Эйнштейна мы все еще продолжаем у него учиться[2].

---

## ЭЙНШТЕЙН И ТЕЛЕПАТИЯ

Альберт Эйнштейн полагал, что телепатическое общение действительно существует. Он даже разработал математическую формулу этого процесса. Ученый утверждал, что интенсивность телепатического сигнала ослабевает с увеличением расстояния между тем, кто этот сигнал посылает, и тем, кто его получает. Именно это происходит с радио- и телевизионными волнами[3].

## ПЯТЬ ДОЛЕЙ МОЗГА

Доктор Филип Уайтфилд утверждает, что пять долей каждого полушария мозга — предлобная, лобная, височная, теменная

и затылочная — названы в соответствии
с пятью костями, которые их закрывают[3].

## ЦВЕТ МОЗГА

Считается, что мозг серого цвета, поэтому
его называют серым веществом. Но когда
люди впервые видят этот орган, то бывают
удивлены, что на самом деле он не серый.
Его описывают как голубоватый, светло-ко-
ричневый, розовый или даже зеленый.

## МОЗГ НА ОЩУПЬ

Какой мозг на ощупь? Одни называют его
плотным, другие — мягким. Правы и те, и те.
Мозг молодого человека довольно плот-
ный, но к старости он может стать мягким.
Некоторые заболевания, такие как болезнь
Кройцфельдта — Якоба (губчатая энцефа-
лопатия), могут сделать мозг мягким. Слово
«губчатая» говорит о том, что мозг действительно становится похожим на губку.

## ЧЕЛОВЕЧЕСКИЙ МОЗГ —
## ТОЛЬКО ФАКТЫ

Средние размеры человеческого мозга
20×20×15 см. У новорожденного он весит
примерно 350 г. При хорошем развитии
масса мозга молодой женщины составляет
от 1200 до 1300 г, молодого мужчины — от
1300 до 1400 г. При этом данный орган состоит примерно из ста миллиардов нейронов,
а также клеток, поддерживающих их работу.

В возрасте от двадцати до шестидесяти лет мы теряем примерно 1—3 г мозговой ткани ежегодно. После шестидесяти лет потери увеличиваются до 3—4 г. Чем старше мы становимся, тем быстрее теряем клетки мозга[4].

## СКОЛЬКО НЕЙРОНОВ МЫ ТЕРЯЕМ КАЖДЫЙ ДЕНЬ?

В последние десятилетия XX в. считалось, что каждый день мы теряем около 100 тысяч нейронов. Однако, по словам доктора Ларри Сквайра, такая оценка — «один из самых стойких мифов в нейробиологии». Сквайр добавляет, что мозг действительно ежедневно теряет некоторое количество клеток, но не так много. Он указывает, что невозможно точно подсчитать объем гибнущих нейронов. Это достигается только путем исследования под микроскопом срезов ткани мозга. К тому же вещества, использующиеся для хранения мозговой ткани в лабораторных условиях, сморщивают ее[5].

## АДАПТИВНЫЕ СПОСОБНОСТИ МОЗГА

Связи в мозге устанавливаются в ответ на внешние раздражители (особенно в течение первых трех лет жизни человека). Детский опыт, плохой он или хороший, влияет на соединения, возникающие в мозге, и на связи нервной системы.

Откуда нам это известно? Исследование систем антистрессорных реакций организма объясняет, как внешний опыт влияет на формирование мозга ребенка. Одна из таких антистрессорных систем активируется, когда дети сталкиваются с физической или эмоциональной травмой. Работа этой системы влияет на производство стероидного гормона кортизола. Высокий уровень кортизола приводит к смерти мозговых клеток и снижению связей между ними в определенных областях мозга. В результате происходит уменьшение области мозга, играющей важную роль в обучении и запоминании. Очевидно, существует связь между физической или эмоциональной травмой и снижением способностей к обучению и развитию.

Но природа придумала способ ослабить отрицательное влияние этих стрессовых систем: он заключается в привязанности между детьми и теми, кто о них заботится, их родителями. Измерения уровня кортизола в детской слюне показывают, что дети, окруженные теплом и заботой, менее подвержены стрессам. У младенцев, имеющих сильную эмоциональную связь с родителями, уровень кортизола ниже.

Положительный опыт и забота могут благотворно повлиять на будущее ребенка, а отрицательный опыт и равнодушие действуют прямо противоположно. Дети, которыми пренебрегали или от которых отказались родители, не только чаще имеют трудности в обучении, но и не способны сопереживать и испытывать привязанность, а также в целом неохотно проявляют свои чувства. Переизбыток кортизола связан с ухудшением познавательных способностей и сложностями с адекватной, благоприятной реакцией на стрессовые ситуации. Здоровые отношения на ранних этапах жизни помогают создавать основу для взаимодействия с окружающим миром в зрелом возрасте.

В чем же заключается положительный опыт и забота? Ребенок нуждается в теплых эмоциональных отношениях между ним, взрослыми и детьми в родном доме, а также в наличии соответствующих его возрасту стимулов для развития[6].

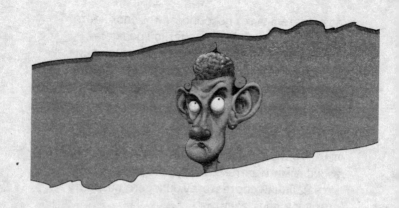

## Глава 2

# Синдром **Аспергера**:

## беда тех, кто
## не способен чувствовать

21-летний Джон регулярно и жестоко избивал 71-летнюю Бетти, свою сожительницу. Соседи этой пары, жившей в пригороде Лондона, постоянно жаловались на крики женщины. В конце концов полиция увезла Джона в психиатрическую клинику. При обследовании юноша с готовностью и безо всякого смущения подтвердил факт нападений. Было очевидно, что молодой человек не понимал, какую боль причинял Бетти.

Случай Джона уже известен в психиатрии. Дело в том, что юноша страдал от заболевания, названного по имени Ганса Аспергера, детского психиатра из Вены, исследовавшего движение молодых нацистов. Синдром Аспергера впервые был выявлен в 1940-х гг. При наличии этого заболевания человек не способен сопереживать, он не имеет представления о том, что у других людей тоже есть чувства.

Записи доктора Саймона Барон-Коэна, психиатра Джона, раскрывают нам подробности этой истории.

*__Обращение в клинику.__ Отец отправил 21-летнего Джона в детское отделение лондонской больницы Модсли, чтобы выяснить, не страдает ли его сын аутизмом. Среди проблем Джона он перечислил следующие: 1) трудности в общении; 2) тяжелая адаптация к переменам; 3) чрезмерный интерес к своей челюсти; 4) жестокость по отношению к одной пожилой даме; 5) неспособность вписаться в какую-либо социальную группу. Навязчивый интерес к челюсти и жестокость возникли недавно, остальные проблемы появились раньше. Некоторое*

время назад акт агрессии привел Джона
в психиатрическую палату для взрослых,
что совсем сбило его с толку.

**История развития болезни.**
Беременность и роды матери Джона
проходили нормально. В детстве сын не
пытался завоевать родительскую любовь.
В три года, по словам родственников, он
часто хлопал в ладоши. Его речь была вполне
нормальной, хотя у него всегда возникали
сложности с говорением (это наблюдается
и сейчас). Ребенком он демонстрировал
необычную способность заучивать
словесный материал, к примеру списки чего-
нибудь. Отец Джона говорил, что сын мог
выучить наизусть «Хит-парад -40», а также
подробно перечислить особенности машин,
характеристики двигателей, технические
инструкции и тому подобные тексты.
Отец мальчика называл эту способность
поразительным запоминанием. Джон
знал частоту волн любой радиостанции
и время каждой передачи. По словам отца,
мальчику всегда не хватало понимания
того, что чувствуют окружающие.
Он не играл в ролевые игры и не любил
головоломки, предпочитая чтение
и однообразные занятия. От людей Джон
старался держаться подальше. Физически

он был развит негармонично. В 11 лет
он расстраивался, кричал и плакал, если
происходили изменения в его привычном
распорядке дня. Иногда мастурбировал на
людях. Джон ходил в обычную школу
и справлялся с учебой. Он сдал три экзамена
первого уровня сложности и пять для
получения свидетельства о среднем
образовании. Отец объяснял успехи сына во
французском и немецком языках зубрением
и способностью запоминать длинные
списки слов. В школе отношения Джона
с ровесниками всегда были напряженными.
Он не завершил сдачу экзаменов второго
уровня, хотя его учитель считал, что это
вполне возможно.

**Основные события жизни и история
семьи.** Отец Джона сделал успешную
карьеру; у него четверо сыновей, из которых
Джон — самый младший. Его мать была
лингвистом, преподавала и, по рассказам
супруга, страдала приступами депрессии,
которыми боялась причинить вред членам
своей семьи. Она покончила с собой, когда
Джону было одиннадцать. Судя по всему,
мальчик видел свою мать мертвой, но
довольно спокойно отреагировал на ее
смерть; свои чувства относительно ее
кончины он описывает как «беспокойство».

*Позже у Джона было много снов о том, что его мать жива.*

Отец женился вновь, когда Джону исполнилось пятнадцать. Как рассказывал отец, мачеха ненавидела мальчика, а он регулярно ломал ее вещи и сбегал из дома. В шестнадцать лет юноша пытался выпрыгнуть из окна. В семнадцать был арестован за воровство и доставлен полицией домой. После этого он отправился жить к своей тете и работал в оранжерее. Во время визита отца Джон разбил молотком его машину и мотоцикл. В девятнадцать лет его отправили работать в гостиницу на испытательный срок, где, по свидетельствам очевидцев, юноша демонстрировал ненормальное поведение: например, постоянно смотрелся в зеркало и размазывал по стенам испражнения. Потом Джон вернулся к тете, но вскоре переехал к ее знакомой, 71-летней Берте, которую называл своей подругой. Они прожили вместе четыре года, и он часто нападал на нее, в результате чего дважды побывал в местной психиатрической клинике, где находится и в настоящее время. Недавно он заявил, что выглядит как оборотень[1].

Барон-Коэн считает, что многие преступники наверняка страдают синдромом Аспергера. Эти люди, утверждает доктор, не нарочно проявляют асоциальное поведение — так работает их мозг. Следовательно, их нужно лечить как психически нездоровых людей, а не заключать в тюрьму за правонарушения. К больным синдромом Аспергера необходимо относиться так же, как к клептоманам и пироманам: преступны их действия, но не намерения.

Более того, Барон-Коэн полагает, что мы, вероятно, недооцениваем общее количество страдающих синдромом Аспергера:

> *У многих людей, попадающих в поле зрения правоохранительных органов из за склонности к насилию, может быть синдром Аспергера. Следует выяснить, каков процент страдающих им среди заключенных*[1].

Помимо отсутствия способности любить и ощущать любовь к себе со стороны окружающих такие люди практически не могут поддерживать отношения. Попытки ближе пообщаться с больными синдромом Аспергера обычно заканчиваются неудачей. Доктор Эдвард Сасман говорит: «Одним из признаков синдрома Аспергера можно считать чрезвычайно трудную социальную адаптацию»[2]. Эта проблема часто приводит к агрессивному поведению, выражающемуся, например, в стремлении к поджогам[3].

С раннего детства у таких больных нередко наблюдаются плохое развитие речи и сложности в использовании невербальных средств общения (к примеру, они не реагируют на выражение лица другого человека), неуклюжесть, плохая координация движений и неправильная осанка[4]. К тому же у них отсутствует воображение и наблюдаются патологические увлечения чем-либо, например запоминанием расписания автобусов и поездов или составлением любого рода списков. Сасман объясняет:

> ...заметной приметой синдрома является непомерный интерес ребенка к любимой теме, например динозавры, генеалогия или насилие, сексуальность; он может разговаривать об этом подолгу и в неподходящее время, часто монотонно или в неестественной манере. Ребенок не замечает, не понимает свою странность, не обращает внимания на попытки других остановить его. Часто он избегает зрительного контакта, проявляет исключительное любопытство к окружающему миру. Ребенок может запоминать многочисленные факты и глубоко вникать в их значение[2].

Раньше считалось, что люди с синдромом Аспергера умственно отсталые. Однако в настоящее время получены доказательства обратного. Сасман, обследовавший десять мальчиков и одну девочку с таким заболеванием, обнаружил, что их коэффициент интеллекта колеблется в промежутке от 77 до 133 (нормальным считается 100)[2].

Распространенность синдрома Аспергера неизвестна. Однако мужчины болеют им значительно чаще женщин. Считается, что на одну женщину с синдромом Аспергера приходится от 4 до 9 мужчин.

Некоторые специалисты, включая и самого покойного доктора Аспергера, предполагают, что заболевание генетически передается от отца к детям. Другие считают, что доказательств этому немного. Ученые из Университета Макгилла в Монреале установили, что у больных этим синдромом имеются нарушения в правом полушарии мозга[5a].

Синдром Аспергера иногда ошибочно принимают за аутизм. Продолжаются споры о том, насколько связаны эти заболевания и связаны ли они вообще. У расстройств много общих черт. Однако признаки аутизма обычно проявляются раньше, чем симптомы синдрома Аспергера.

Данный синдром иногда путают также с алекситимией, познавательно-эмоциональным расстройством, вследствие которого люди бывают не в состоянии описать свои чувства. Однако страдающие синдромом Аспергера ничего не ощущают по отношению к окружающим, а те, у кого наблюдается алекситимия, просто не способны выразить свои чувства. Алекситимия считается результатом патологии тимуса, отсюда и слог «ти» в названии болезни[6].

Доктор Аспергер считал, что больные могут стать дееспособными гражданами, если о них правильно заботиться. Однако многие с этим не согласны, поскольку такие больные часто испытывают крайнее беспокойство и впадают в депрессию. Когда подобные симптомы возникают в ранней юности, людям чрезвычайно сложно устроиться на работу и вести нормальный образ жизни.

В настоящее время лечение включает в себя прием метилфенидата («риталин»), стимулятора центральной нервной системы, или антидепрессанта флюоксетина («прозак»)[2].

Что касается Джона и Бетти, их отношения прекратились. Бетти теперь ничего не угрожает. Джон продолжает лечиться. Он все еще не понимает, что причинял женщине боль, и до сих пор не способен к сочувствию[7].

---

## СИНДРОМ АСПЕРГЕРА И ЗНАМЕНИТЫЙ МАССОВЫЙ УБИЙЦА АВСТРАЛИИ

Название синдрома Аспергера прогремело в Австралии, когда 28 апреля 1996 г. Мартин Брайант расстрелял в Порт-Артуре на острове Тасмания пятьдесят пять человек. Тридцать пять из них умерли, двадцать получили ранения. Так Брайант стал печально известен как австралийский массовый убийца.

Два психиатра, доктора Ян Сейл и Пол Мюллен, утверждают, что Брайант страдает синдромом Аспергера[8]. На слушаниях по вынесению приговора Сейл говорил, что эта болезнь «многое объясняет» в жестоком поведении подсудимого[9]. После беседы с Брайантом, продолжавшейся три с половиной часа, Мюллен добавил, что обвиняемый, чей IQ составляет 66, а поведение как у десятилетнего, «реагировал на происходящее как перепуганный ребенок, беспомощный, отрицающий все и отчужденный»[10]. Однако доктор заметил: «Мы можем так и не узнать о его намерениях и состоянии, которое привело его к убийствам»[11].

## КОГО МОЖНО НАЗВАТЬ ДУШЕВНОБОЛЬНЫМ?

Такие психиатры, как покойный Р. Д. Лэйнг и Томас Сас, утверждали, что душевные заболевания — это миф. По их мнению, любой якобы страдающий душевным недугом просто ведет себя не так, как от него этого ожидают. Такое поведение определяется обществом как отклонение, и на человека цепляют ярлык, который иногда остается с ним на всю жизнь.

Хотя большинство врачей-психиатров с этим не согласны, доктор Дэвид Розенхэн не принадлежит к их числу. Он провел

эксперимент с участием 193 психиатрических пациентов. Сказав персоналу больницы, что некоторые пациенты — обманщики
и на самом деле не больны, доктор заметил,
что персонал часто не различал, кто болен,
а кто — нет. Он сделал вывод: «Ясно, что
в психиатрических клиниках мы не можем
отличить здорового человека от больного».
Грань между душевнобольным и здоровым
может быть очень тонкой[12].

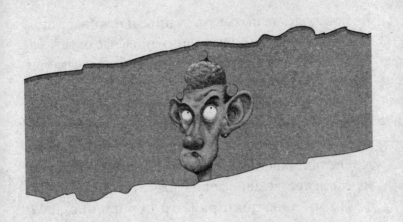

Глава 3

# Дисмор**фофобия**

## когда вы страдаете от воображаемых физических недостатков

Большинство из нас не слишком довольны своим телом. Например, носом, ушами, грудью или той частью, которую мало кто видит. Но когда это недовольство оказывается столь серьезным, что препятствует нормальному человеческому общению, не позволяет испытывать счастье и начинает привлекать к себе все больше внимания, нас охватывает болезненная одержимость, которая называется дисморфофобией (ДМФ).

ДМФ проявляется тогда, когда человек с совершенно нормальной внешностью озабочен воображаемым физическим недостатком. Или при наличии в действительности некоторых незначительных изъянов преувеличивает их значение.

По мнению доктора Кэтрин Филлипс, ДМФ распространена гораздо шире, чем считалось ранее. Хотя врачи и общественность до сих пор серьезно не исследовали это явление, количество больных ДМФ сопоставимо с числом страдающих нервной анорексией, булимией и неврозом навязчивых состояний. Одно из исследований показывает, что 70 % людей «недовольны» какой-либо частью своего тела, 46 — «озабочены» этим, а 28 % — «имеют все признаки расстройства»[1].

Люди с ДМФ относятся к своим воображаемым телесным недостаткам с отвращением и стыдятся их. Иногда они говорят, что беспокойство их «мучает» и они не способны думать ни о чем другом. Некоторые не могут пройти мимо зеркала без того, чтобы не остановиться и в который раз не рассмотреть свои воображаемые изъяны. Есть люди, избегающие зеркал, лишний раз напоминающих об «уродстве»[2].

К сожалению, в такой ситуации человек теряет понимание собственной значимости и уверенность в себе. Если настолько сильно ненавидеть какую-то часть своего тела, легко возненавидеть и все остальное. Стресс, вызванный ДМФ, может быть настолько серьезным, что люди впадают в глубокую депрессию и даже пытаются покончить с собой[2]. Несмотря на все заверения друзей и членов семьи в том, что их недостаток воображаемый, страдающие ДМФ продолжают настаивать на своем. Это касается не только их самих, но и всех окружающих. Пациенты с ДМФ рассказывают, что «все вокруг постоянно смотрят» на их ненавистную часть тела. Часто за этим следует: «Хотя они притворяются, будто не делают этого».

Разница между ДМФ и более известным неврозом навязчивых состояний заключается в способности больных ДМФ осознавать, что их беспокойство, как минимум, необычно. Жалобы в таких случаях чаще всего касаются недостатков лица: морщин, пятен, шрамов, видимых кровеносных сосудов, бледности или покраснения лица, потливости, чрезмерного или недостаточного роста волос, непропорционального телосложения. Причиной тревоги может оказаться любая часть тела.

Интересно, что недовольство со временем может переходить с одного воображаемого недостатка на другой. Есть случаи, когда в двадцать лет человек был обеспокоен одним изъяном, а в сорок — уже другим.

На Западе женщины страдают ДМФ несколько чаще мужчин. На каждого мужчину, обратившегося к психиатру с такой проблемой, приходится 1,3 женщины.

По мнению Филлипс, с ДМФ часто связаны семейные и профессиональные трудности. Многие на протяжении большей части дня остаются дома из-за отвращения к себе и страха показаться перед другими. Некоторые вообще не выходят на улицу. В одном случае воображаемая «потливость лица» вынудила девушку бросить школу, чтобы на нее не смотрели сверстники. В другом — человек, работающий дома, отказывался от более выгодного места, поскольку люди увидят его «уродливое телосложение»[2].

Проблемы при ДМФ могут принимать и другие формы. Одна женщина по восемь часов в день стригла себе волосы, чтобы сделать их идеально симметричными с обеих сторон. Другая почти все время исследовала свое лицо под увеличительным стеклом в поисках лишних волос. Молодой человек встречался только с невысокими женщинами, поскольку партнерше хрупкого телосложения его пенис не должен казаться таким «маленьким».

Некоторые специалисты считают, что у больных ДМФ есть ряд общих черт. Кто-то пытается достичь идеала, кто-то слишком самокритичен, не уверен в себе, чувствителен, застенчив или скрытен. Другие врачи полагают, что ДМФ может передаваться по наследству.

Исследователи из Южной Каролины обнаружили, что ДМФ часто наблюдается у пациентов с социофобией (11 % социофобов страдало и ДМФ), менее распространена у людей с паническими расстройствами (2 %) и вообще не обнаружена у людей с тревожными расстройствами[3].

В другом исследовании Филлипс сообщает, что 97 % пациентов с ДМФ испытывают навязчивое пощипывание кожи. Помимо этого больные часто ищут подтверждений наличия у них недостатков[4]. Неудивительно, что такие люди готовы подвергнуть себя множеству ненужных пластических операций. Подсчитано, что по крайней мере один из пятидесяти пациентов пластических хирургов страдает ДМФ. Больные часто обращаются к дерматологам и другим специалистам, требуя электролиза или пересадки волос и кожи. Однако Филлипс предупреждает, что поскольку у страдающих ДМФ психологическая, а не физическая проблема, «они редко довольствуются результатами обычного обследования и часто бывают не удовлетворены [косметическим] лечением»[1].

Филлипс отмечает, что «скорее всего, психиатры сталкиваются лишь с малой частью пациентов с таким расстройством, поскольку большинство из них посещает дерматологов, терапевтов или пластических хирургов»[1]. Но прежде всего эти люди нуждаются именно в психотерапевтической помощи. К счастью, ДМФ успешно лечится психотерапией, а также поведенческой и лекарственной терапией (прием антидепрессантов).

Популярной является познавательно-поведенческая терапия. Она подразумевает размышление пациента над своими проблемами, решение их и создание модели поведения, которая поможет с этим справиться. В одном исследовании отмечалось также, что «важно снижение общего уровня депрессии и тревоги»[5].

ДМФ наблюдается в различных социальных группах и у разных народов. Примерно 85 % страдающих ДМФ не состоят в браке. Судя по всему, первые симптомы этого расстройства появляются у подростков, но могут выявиться и позже, в возрасте до тридцати лет. Они могут сохраняться в течение всей жизни или исчезнуть, особенно после лечения.

Что же является причиной ДМФ? Некоторые специалисты подозревают, что ДМФ возникает из-за нарушения мозговой деятельности (пока неизвестного), связанного с навязчивыми неврозами, социофобией и, возможно, депрессией. По мнению доктора Эрика Холландера, не последнюю роль в этом расстройстве играют серотонин и допамин[6].

## Случай Карен

За такое тело, как у нее, женщины могли бы убить, а мужчины — умереть. Она одна из самых красивых женщин Австралии, страны, знаменитой своими представительницами прекрасного пола.

Однако Карен убеждена в своей уродливости. Она считает, что ее стопы неправильной формы, поэтому носит ботинки или другую закрытую обувь даже в жаркие летние месяцы. Девушка отказывается ходить на пляж, хотя любит плавать, и не снимает носки, даже когда занимается любовью. Она не позволяет своему партнеру видеть ее ноги. Карен говорит: «Сколько себя помню, мои стопы всегда были безобразными». Она очень хочет стать моделью или актрисой, но отклоняет многочисленные предложения из страха, что люди увидят ее ноги на подиуме или на съемках. Сейчас девушка работает секретарем и проходит курс лечения от ДМФ[7].

## Случай Марго Хемингуэй: ДМФ и смерть

Интересно, что люди, знаменитые своей красотой (по современным эталонам), тоже не защищены от ДМФ. Напротив, они могут оказаться значительно уязвимее. Бывает, что даже успешные модели или актеры находят в себе недостаток, делающий их, как им кажется, уродливыми.

После смерти Марго Хемингуэй возникли слухи, что не обнаруженная врачами ДМФ, породившая депрессию, сыграла свою роль в самоубийстве актрисы. Знаменитая своими бровями («Мне не нужны никакие паспорта — у меня есть *брови*», — как-то сказала она), Хемингуэй, между тем, часто жаловалась, что ее рот выглядит ужасно. Марго происходила из семьи с долгой историей душевных болезней и самоубийств. Она страдала от эпилепсии, дислексии, булимии, депрессии и наркозависимости, поэтому трудно судить о настоящей причине ее смерти[8].

Женщина может увидеть в зеркале красавицу, а может — чудовище. Это зависит только от нее самой[7].

## МОЗГ-ЗАЛОЖНИК

Кто знает, на что был бы способен мозг, не окажись он в заложниках у тела. Исследования показывают, что, например, мозг пьяниц как бы попадает в алкогольный плен и в итоге разрушается. Вот что пишут об этом доктор Брюс Макьюэн и Гарольд Шмек:

«Человеческий мозг имеет собственную программу взаимодействия с меняющимся миром, приспосабливаясь к нему. День за днем — возможно, даже минута за минутой — он преобразуется химически и структурно, переделывая себя для того, чтобы справиться с возникающими задачами. Очевидно то, что для безукоризненной работы мозг должен меняться, и мы принимаем это как само собой разумеющееся. Но изменения в нем значительно более глубоки и серьезны, чем до сих пор представлялось ученым. Клетки мозга принимают на себя новые обязанности, если в этом появляется необходимость или возможность. Как они это де-

лают, до сих пор остается загадкой… Вечно
меняющийся мозг кажется выдумкой только
тем, кто утверждает, что сознание каким-то
образом отделено от мозга, и мозг просто
управляет человеком, оставаясь неизмен-
ным. На самом деле мозг и есть человек»[9].

## ИЗМЕНЕНИЯ МОЗГА В ПРОЦЕССЕ МЫСЛИТЕЛЬНОЙ ДЕЯТЕЛЬНОСТИ

Теперь ученые могут наблюдать изменения,
происходящие в мозге, когда мы учимся.
Благодаря использованию новой техники
и приборов теперь во многих случаях можно
установить, какие физические и химические
изменения соответствуют различным психическим процессам. Новые технологии позволяют ученым изучить активные области
здорового или больного мозга, не прибегая
к оперативному вмешательству.

Непосредственные наблюдения за мозгом
в процессе обучения человека выявили, что
примерно 10 % детей не способны адекватно
обрабатывать быстрые изменения звучащей
речи. Доктор Майкл Мерцених объясняет:
«Речь для них представляется нечеткой, как
неотчетливы предметы для близорукого ребенка. Большая доля этих детей впоследствии будет плохо читать»[10].

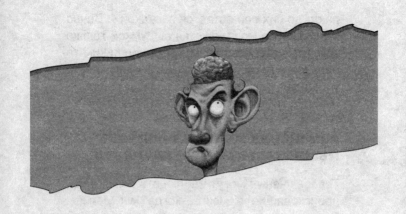

# Глава 4

# Мозг **вампира**,

## безумие короля Георга, или Когда вы жаждете крови

Перед нами самая настоящая головоломка! Что общего между мифами о вампирах, английским королем Георгом III, безумием и заболеванием крови? Скоро узнаете!

В середине 1980-х гг. полиция штата Вирджиния арестовала двадцатилетнего Джеффри Уэйнрайта по обвинению в убийстве. Его жертва, Чарлз Браунелл, был 43-летним каменщиком и считал себя вампиром. Очень необычный факт.

Хотя Браунелл, будучи взрослым человеком, называл себя вампиром, мало кто относился к этому серьезно. Однажды после его двухнедельного отсутствия соседи заподозрили неладное, обнаружив у его дома следы крови. Внутри полиция нашла человеческие органы, ткани и еще больше крови. Сперва решили, что Браунелл кого-то убил, а потом сбежал. Однако лабораторные анализы показали, что органы, ткани и кровь принадлежали хозяину дома. Наиболее интригующими явились результаты проверки печени жертвы: оказалось, что Браунелл страдал от порфирии — редкого генетического заболевания, возникающего лишь у одного из тридцати тысяч человек.

По словам доктора Дэвида Дольфина, известного специалиста по порфирии и другим болезням печени, люди, которых считали вампирами или оборотнями, могли страдать именно эти редким заболеванием[1].

Порфирия — это разновидность генетических патологий печени, при которых гемоглобин (красные кровяные тельца) синтезируется неправильно. В биосинтезе гемоглобина наличествует восемь ферментных шагов, и проблема с любым из них может явиться причиной порфирии.

Дольфин утверждает, что на больного отрицательно влияет даже слабый солнечный свет. Повреждения кожи бывают такими серьезными, что нос или пальцы могут полностью разрушиться. Губы и десны могут значительно уменьшиться при сохранении нормальных размеров зубов — в результате получается подобие звериной челюсти с клыками. К тому же у больных порфирией бывает усиленный рост волос. Дольфин пишет:

> *...попробуйте представить, как в Средние века воспринимали того, кто выходил на улицу только по ночам, а вид его напоминал звериный — повышенная волосатость, крупные зубы, обезображенное лицо. Предполагается (и это более чем вероятно), что таких людей вполне могли считать оборотнями[2].*

Дольфин предполагает, что вампиры-кровососы тоже были жертвами порфирии и «стремились ослабить симптомы своей страшной болезни»[2]. Если выпить много крови, то чужой гемоглобин принесет недостающие из-за нарушенного биосинтеза красные кровяные тельца и смягчит симптомы заболевания. Хотя эффект от гемоглобина, попадающего в кровь через стенки желудка, чрезвычайно мал.

Сегодня больных порфирией часто лечат путем инъекций гемоглобина. В Средние века уколы были невозможны, поэтому потребление больших объемов крови являлось единственным способом, которым человек мог получить дополнительный гемоглобин. Больные порфирией отчаянно желали достать кровь, поскольку из-за нехватки гемоглобина наступала смерть. Неудивительно, что среди таких больных распространены патологические изменения личности и слабоумие.

Генетическая природа порфирии соответствует народным представлениям о том, что жертвы укусов сами становятся вампирами. По этому поводу Дольфин замечает: существует множество примеров того, что родные братья и сестры обладают дефектным геном, но только один из них заболевает порфирией. Значительная потеря крови может спровоцировать проявление заболевания у тех, кто генетически к нему предрасположен. Дольфин говорит: «Вероятность того, что один больной порфирией кусает другого и таким образом стимулирует заболевание, может быть чрезвычайно высока»[2].

Поскольку эта болезнь наследственная, в средневековой Европе вполне могли существовать местные очаги распространения порфирии. Путешествовали в те времена редко, а браки внутри семьи случались часто, особенно в отдаленных областях. Это объясняет распространенное в народе мнение об обители вампиров — изолированной горной Трансильвании.

По легенде, вампиров отпугивает чеснок. Дольфин считает, что многие разрушающие гемоглобин вещества имеют сходные характеристики с содержащимся в чесноке диаллилдисульфидом. По его мнению, это «указывает на то, что чеснок может осложнять приступы порфирии. Следовательно, он и вправду отпугивает вампиров»[2].

Однако в норвежском исследовании 1994 г. говорится, что летучих мышей — вампиров чеснок может *привлекать*. Ученые делают вывод (с некоторой иронией):

*Вероятно, традиционное убеждение в профилактических свойствах чеснока не совсем правильное. Справедливым может оказаться обратное. Эксперименты показывают, что чеснок способен привлечь вампиров. Так что, если в Норвегии хотят избежать расцвета вампиризма, стоит подумать об ограничениях использования чеснока*[3].

Как же все это связано с королем Георгом III? Некоторые врачи полагают, что король страдал порфирией. В знаменитом фильме «Безумие короля Георга» 1994 г. чрезвычайно убедительно изображаются физическая и умственная деградация этого злополучного британского монарха. В конце фильма выдвигается предположение, что король Георг болел порфирией. Однако без проб ДНК нельзя поставить точный диагноз. Если у него была порфирия, он мог восстанавливать свое здоровье после каждого кризиса улучшенным питанием и приемом жидкостей. Но хотя во время тяжелых приступов король вел себя действительно странно, нет свидетельств того, что Георг демонстрировал поведение, свойственное вампирам.

Симптомы порфирии, название которой произошло от греческого слова «пурпурный» (цвет мочи больных этим заболеванием), обычно проявляются в конце подросткового периода. Сегодня прогноз увеличения продолжительности жизни больных и облегчения симптомов порфирии вполне оптимистичен. Для этого необходимы ранняя диагностика, правильное питание и потребление необходимого количества жидкости. Сегодня случаи смерти от этого заболевания чаще всего связаны с запоздалым выявлением болезни, отсутствием лечения и постоянного наблюдения врача[4].

Почему же легенды о вампирах живут так долго? Этому есть масса объяснений. Возможно, подобные истории и вымыслы помогают живым смириться со смертью, потерей близких.

*В конце концов, вампиры — это умершие люди, которые обрели бессмертие и живут вечно... важное назначение легенд о вампирах может заключаться в том, что люди, опечаленные смертью родных, утешаются верой в продолжение жизни их близких[5].*

Клинический вампиризм — совсем другое дело. Некоторые люди только ведут себя как вампиры, описанные в фольклоре. Другие на самом деле считают себя вампирами и гордятся этим. В Интернете существует много сайтов, посвященных вампиризму.

По мнению двух швейцарских психиатров, клинический вампиризм — «редко встречающееся состояние... которое проявляется в крайне шокирующем поведении человека. Определение вампиризма включает аспекты некрофилии, садизма, каннибализма и страсти к крови»[6]. Сложным образом он может быть связан с шизофренией, депрессией, низкой самооценкой или другими болезненными состояниями. Врачи добавляют, что причины клинического вампиризма запутанны, к ним можно отнести и «отсутствие контакта между матерью и ребенком»[6].

Эта последняя точка зрения вызывает в памяти классический случай «аутовампиризма». У юноши, которого в младенчестве не любили, неохотно кормили грудью и из бутылочки, впоследствии стали проявляться признаки жестокого вампирского поведения. Почему? Помимо всего прочего, причина этого может заключаться в стремлении удовлетворить младенческое желание сосать[7].

## Случай В. Т.

В. Т. была лесбиянкой и считала себя бессмертным вампиром. Годами она сторонилась зеркал, избегала солнечного света и доставала в мясной лавке кровь, которая являлась единственным источником ее питания. Возлюбленная В. Т. — П. Л. — регулярно давала кровь своей партнерше, но В. Т. хотела большего. С течением времени она и П. Л. привлекли к своему лесбийскому вампирскому культу еще двух сторонниц. Все они были убеждены, что В. Т. обладает сверхъестественными способностями и может, кроме того, исчезать по собственной воле, после чего в том месте, где она находилась, появляются кошачьи глаза. Члены культа верили, что для демонстрации таких «чудес» В. Т. «нуждается в силе».

В октябре 1989 г. женщины завлекли к себе мужчину предложением заняться сексом, а затем убили его, перерезав горло, чтобы В. Т. смогла напиться крови. На суде В. Т. сочли виновной и приговорили к пожизненному заключению. Три другие ее сообщницы предстали перед судом присяжных. Две были признаны виновными и заключены в тюрьму, а третью отпустили на основании того, что она полностью находилась под влиянием В. Т.[8]

---

## ЕЩЕ ОДИН ВЗГЛЯД НА ДРАКУЛУ

Команда исследователей из Филадельфии убеждена, что в истории о Дракуле отражены симптомы пограничного расстройства личности:

> *«Мы считаем, что роман Брэма Стокера "Дракула" можно понять лучше, если*

*воспринимать его как утрированное, фантастическое выражение современных психоаналитических концепций пограничного расстройства личности... Можно сказать, что в романе отражены недавние открытия в теории объектных отношений и в области пограничного расстройства личности. Поражает то, насколько характеристики Дракулы соответствуют частым жалобам пациентов, страдающих от этого расстройства»[9].*

Не кажется ли такой взгляд притянутым за уши? Возможно, да, а может, и нет. По мнению Американской психиатрической ассоциации, симптомы пограничных расстройств личности включают в себя «яростные попытки избежать реального или воображаемого одиночества»; «личностные нарушения: нестабильный образ или ощущение самого себя», «хроническое чувство пустоты», «кратковременные, вызванные стрессом параноидальные представления или симптомы диссоциации и т. д.»[10].

Как видно, описание симптомов достаточно общее. Возможно, образ Дракулы и попадает в широкое поле пограничных расстройств, но в нем тогда оказывается и множество других знаменитых литературных персонажей.

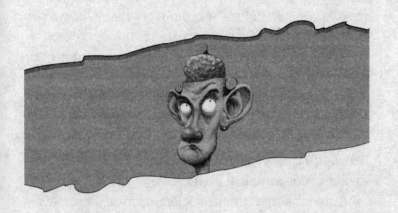

# Глава 5
# Мозг **оборотня**

Некоторых людей можно убедить в существовании оборотней. К примеру, Голливуд укрепил эту веру, развив и увековечив легенды о таких созданиях. Первый фильм об этих существах назывался «Лондонский оборотень» и был снят в 1935 г. Довольно невинный по современным стандартам фильмов ужасов, тогда он вызывал у зрителей страх и восторг, и публика, разумеется, жаждала большего. В 1930—1940-х гг. «Студия Юниверсал» заработала целое состояние, эксплуатируя интерес к данной теме. Актер Лон Чейни-младший стал звездой, сыграв оборотня в нескольких картинах.

В Голливуде процветали не только волки-оборотни. Люди превращались в кошек, змей, мух, пауков и других животных. Даже студия Диснея в 1959 г. выпустила фильм «Лохматый пес», затрагивающий эту тему. Фильм 1984 г. «Птаха», снятый по роману В. Вартона, рассказывает о молодом человеке, считавшем себя хищной птицей.

Старая австралийская реклама показывает человека, превращающегося за рулем своего автомобиля в волка. Он не обращает внимания на свою привлекательную пассажирку и получает значительно больше удовольствия от процесса вождения. Она выглядит разочарованной и недоумевающей, замечая: «А моя мама еще считает его милым!» Смысл заключается в следующем: водить такую машину приятнее, чем заниматься сексом.

В той или иной форме ликантропия существует и сегодня. Это психическое состояние, при котором человек считает себя оборотнем, превращающимся в зверя (чаще всего в волка). Ликантропия — одно из самых древних известных явлений. До сих пор в медицинской литературе встречаются сообщения о подобных случаях.

Корни ликантропии прослеживаются в греческом мифе, в котором Зевс превращает заблудшего Ликаона в волка за то, что тот обманом хотел накормить Зевса человеческим мясом. Библейская книга Даниила рассказывает легенду о том, что великий вавилонский царь Навуходоносор II семь лет страдал от того, что сегодня назвали бы ликантропическим состоянием. Ликантропия отражена в мифах и легендах всего мира. Убеждение в существовании сатиров и других полулюдей-полуживотных сохраняется и по сей день. Согласно одной ирландской легенде, святой Патрик превратил в волка Венетикуса, царя Галлии. Существуют легенды, в которых речь идет и об обратном превращении. Ярким примером тому является французская сказка о Красавице и Чудовище.

В Европе до XX в. (в течение которого население Земли резко увеличилось, а лесов стало значительно меньше) волки были самыми распространенными опасными хищниками. Неудивительно, что идея превращения человека в волка чаще всего встречалась при психических расстройствах. Слабым, подавленным и угнетенным такая трансформация обещала обретение силы. Через животную сущность можно было также дать выход сдерживаемой агрессии и жестокости. Постоянный страх перед теми, кто страдал ликантропией, вызывал периодические вспышки паники, выливавшиеся в преследование психически больных. Боязнь того, что такие люди могут напасть на человека и съесть его, вела к массовым убийствам. Во времена испанской инквизиции церковными судами средневековой Европы было узаконено сожжение на костре «людей-животных».

Описания ликантропии встречаются во всем мире. Помимо Европы ликантропия известна в Китае, Индии, Африке, в Северной и Южной Америке. Среди животных, в которых превращается человек, есть лев, тигр, гиена, медведь, акула, крокодил. В любом случае такое животное обычно находится на самой вершине пищевой пирамиды или близко к ней. Часто оно не только вызывает страх, но и является символом физической и сексуальной мощи.

Описания ликантропии и ее лечения можно найти в самых древних медицинских текстах. Греческий врач Павел Эгинета писал об этом еще в VII в. В качестве эффективного лечения он даже советовал кровопускание. Французский врач XVI в. Жан Фернелл придерживался распространенного среди его современников мнения, что человек начинает превращаться в оборотня из-за одержимости силами зла и часто под влиянием самого дьявола.

Ярче всего в психиатрической литературе описаны два случая ликантропии. Один из них (вероятно, самый знаменитый), приводит не кто иной, как Карл Густав Юнг[1]. У одной из пациенток Юнга, любящей матери, было три дочери, которые тоже были очень привязаны к ней. Но время от времени девочки видели сны, где она вела себя как опасное животное. Спустя много лет у матери стали наблюдаться признаки ликантропии: она начала ползать на четвереньках, имитировать хрюканье свиней, лай собак и рычание медведей. Юнга озадачила причина такого поведения. Этот случай он использовал для иллюстрации удивительной чувствительности детей к внутреннему состоянию родителей.

Другой пример ликантропии описан Карлом Ясперсом[2]. Пациент, считавший себя оборотнем и имеющий склонность к суициду, требовал, чтобы его убили серебряной пулей, выпустив ее прямо в сердце, — как в кино.

Хотя в наши дни есть люди, которые страдают ликантропией, но теперь их значительно меньше, чем в прошлом. Ирландское исследование 1985 г. приводит любопытный случай шестидесятилетней вдовы, которая «стала агрессивна по отношению к некоторым членам своей семьи без каких бы то ни было очевидных причин. Бывали моменты, когда она ходила на четвереньках и „лаяла, как собака"»[3].

В 1988 г. психиатры из Гарварда сообщили, что за четырнадцать лет только в одной больнице было отмечено двенадцать случаев ликантропии. Они рассказывали следующее:

*В больницу Маклин [Белмонт, Массачусетс] доставили 24-летнего мужчину, страдающего депрессией, злоупотребляющего алкоголем и убежденного в том, что он кот, запертый в человеческом теле. Он настаивал на этом факте почти тринадцать лет. Пациент утверждал, что узнал о своей подлинной*

*природе от домашнего кота, который
поделился с ним секретом и позже научил
кошачьему языку. Хотя у пациента была
нормальная работа, практически все свое
свободное время он проводил в компании
кошек. Мужчина с ними жил, связывал свою
сексуальную жизнь, охотился и появлялся
на кошачьих сборищах, предпочитая их
компании людей. Он испытывал любовь
к тигрице из местного зоопарка и надеялся
однажды освободить ее. Ликантропический
бред пациента сохранился после шести лет
психотерапии и лечения галоперидолом,
трициклическими антидепрессантами
и карбамазепином[4].*

В случаях ликантропии бред может быть постоянным или, как ни странно, длиться не больше часа. Короткий приступ случился с немецким пациентом Р. М., попавшим в больницу в 1990 г.

*Р. М., 33-летний чернокожий студент... при
приеме в госпиталь был охарактеризован
как впавший в эйфорию, а через
несколько дней вдруг стал возбужденным,
агрессивным, опустился на четвереньки
и начал вести себя как собака, лая и бегая
по палате. Считая себя собакой, он
осознавал и свою человеческую сущность.*

*Кроме того, Р. М. был убежден, что собака
на самом деле дьявол. Нарушений сознания
отмечено не было. Приступ ликантропии
длился около часа и прекратился после
внутривенного введения дозы анти-
психотического препарата*[5].

Разумеется, возникает вопрос: в чем же причина такого поведения? Возможно, это неизученная проблема, касающаяся биохимии мозга[6]. Но свидетельств, подтверждающих эту точку зрения, мало. Некоторые специалисты утверждают, что никто точно не знает истоков ликантропии, и на этот счет имеется множество разнообразных теорий[3]. Из четырех примеров ликантропии ясно, что в двух случаях все началось после полового акта, в третьем — из-за наркотической зависимости, а в четвертом — из-за травмы мозга[3].

Гарвардские психиатры считают, что этот синдром «в целом похож на острый психоз, но с неврологическими симптомами и непонятным исходом»[4].

Почему в наши дни ликантропия встречается значительно реже? Ответ довольно прост: «Считается, что [ликантропический] синдром в Европе почти исчез отчасти в связи с полным вымиранием популяции европейских волков»[3].

Поскольку причины появления ликантропии определить сложно, это затрудняет ее лечение. В случае мистера Р. М. лекарство было найдено и симптомы исчезли. В прежние же дни — как и в голливудских фильмах — частенько обходились серебряной пулей[7].

---

## ОБЩЕСТВО АНОНИМНЫХ ОБОРОТНЕЙ

Первая глава в истории общества анонимных оборотней была открыта в 1996 г. в Батон-Руж, штат Луизиана. Эта организация самопомощи устроена по принципу общества анонимных алкоголиков. Доктор Мейсон Грамлер, психолог и консультант объединения, рассказывает, что работает более чем с двумя сотнями человек, у которых наблюдается ликантропия, вызванная физиологическими причинами. Грамлер отмечает: «Они страдают от гормонального дисбаланса, влияющего на них в определенное время месяца»[8].

## МОЗГ ИГРАЕТ В КОСТИ

Может ли человеческий мозг каким-то образом влиять на физические объекты — к примеру, на игральные кости? Как это ни удивительно, существует доказательство того, что кости действительно подвергаются воздействию сознания (пусть и крайне слабому). Специалисты в психометрии проанализировали 148 исследований на эту тему. Оказывается, эксперименты берут начало в 1937 г. Ученые обнаружили, что тот, кто бросает кости, может мысленно влиять на них, однако не слишком часто — по крайней мере, этого недостаточно, чтобы выиграть в казино в Монте-Карло. Проще говоря, «6» в обычном случае выпадет один раз за шесть бросков. За тысячу бросков «6» выпадет 166,6 раза. Но факты упомянутых исследований показывают, что «6» выпадает 169,2 раза — небольшое, но реальное увеличение шанса. Ученые пишут: «Мы пришли к выводу, что эта информация указывает на слабую связь между желанием и результатом»[9, 10].

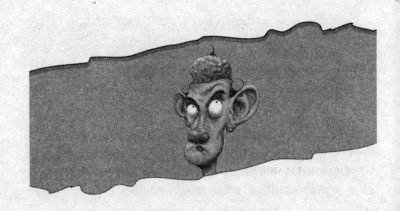

# Глава 6

# Как**одемономания**:

## экзорцизм, или Одержимость дьяволом

К ак работает мозг, если человек считает себя одержимым демоном? Мы не знаем ответа на этот вопрос, однако некоторое понимание проблемы имеется. Психиатры называют такое расстройство какодемономанией или собственно одержимостью.

Какодемономания, одно из давно известных психических расстройств, имеет чрезвычайно широкое распространение. Упоминания об одержимости встречаются с древнейших времен во всех уголках земного шара. В Японии ее называют *доджо*[1], в Мексике — *эмбрухада*[2], в Руанде — *кубандва*[3]. Но как бы она ни называлась, одержимость не зависит от времени и места: демоны, дьяволы, духи и другие существа будто бы проникают в человеческое тело и начинают его контролировать[4].

На Западе интерес к одержимости возродился в 1973 г. после выхода на экраны фильма «Экзорцист»[*]. Возможно, на создателях этого фильма лежит ответственность за возникшую в обществе истерию и неврозы. В одном сообщении упоминается о четырех случаях «кинематографического невроза», возникшего у людей после просмотра фильма[5].

В 1975 г. в одной британской статье был описан акт экзорцизма, проведенный религиозной группой, якобы желающей воспрепятствовать вмешательству психиатров. При исполнении ритуала муж убил свою жену[6].

В 1993 г. в Австралии у себя на кухне во время обряда изгнания демона скончалась женщина; ритуал проводили двое мужчин, одним из которых был муж покойной. Позже обоих признали невиновными.

---

[*] В российском прокате «Изгоняющий дьявола». — *Примеч. ред.*

Хотя об этом говорят неохотно, некоторые психиатры видят определенную пользу в разумном использовании ритуала для психиатрической помощи, к примеру в трудноизлечимых случаях демономании[7]. Психиатры из университета Вандербильта сообщали, что один крайне беспокойный пациент поправился после всего лишь одного обряда экзорцизма, проведенного под их надзором священником-фундаменталистом[8].

Возможно, религиозные убеждения больных (к примеру, вера в одержимость дьяволом) препятствуют успешному применению обычных методов лечения, и такие ритуалы, как экзорцизм, могут приносить пользу в качестве дополнительной терапии, способствуя преодолению психологических барьеров. Однако все это чрезвычайно спорно.

В 1923 г. Фрейд назвал какодемономанию неврозом, при котором человек сам создает себе демонов. Демоны, по его мнению, — результат подавления желаний[9].

Одним из знаменитых одержимых, о котором писал Фрейд, был Кристоф Хайцманн. Карьера этого успешного художника разрушилась из-за появления у него в зрелые годы бредового представления одержимости дьяволом. Фрейд объяснял, что в расстройстве мужчины проявился пугающий образ недавно умершего отца, который, по представлению Хайцманна, хотел изнасиловать его и кастрировать. С точки зрения Фрейда, причина болезни Кристофа крылась в неудачном разрешении эдипова комплекса.

Фрейд не общался с Хайцманном лично. Последний родился в Баварии и рос в период Тридцатилетней войны (1618—1648). Психиатр основывал свой диагноз на информации, собранной о пациенте другими людьми. Доктора́ Салли Хилл и Джин Гудвин уверены, что Фрейд поставил неправильный диагноз[10]. Их мнение заставляет заново обдумать все аспекты демономании, в том числе и вопрос, почему одержимых людей раньше сжигали на кострах как ведьм и колдунов.

Хилл и Гудвин утверждают, что «дьявол» Хайцманна действительно воплотился в образе его отца — человека, который, скорее всего, жестоко обращался с сыном в детстве. Но художник испытал и другие травмы, и этот факт Фрейд вполне мог бы заметить, изучай он вопрос более тщательно.

*Опыт работы с пациентами, считающими себя одержимыми, позволяет предположить, что Кристоф Хайцманн был жертвой жестокого, садистского обращения. Люди, испытавшие подобное, часто не могут рассказать о пережитом насилии из-за ужаса и амнезии, блокирующей осознание события и его вербализацию[10].*

Хилл и Гудвин описывают кошмары, с которыми Хайцманн, росший в Баварии, мог сталкиваться во время Тридцатилетней войны: разрушения, убийства, публичные казни, изнасилования, мародерство, пытки, голод и даже каннибализм. (Этот период послужил исторической основой пьесы Бертольда Брехта «Мамаша Кураж и ее дети», 1941 г.)

Хилл и Гудвин считают, что все эти факторы внесли свой вклад в болезнь Хайцманна. Впечатления от пережитого оказались настолько сильны, что он похоронил их в самой глубине сознания. Спустя годы они вернулись в образе дьявола, который желал погубить его, как это едва не сделал отец. Таким образом, какодемономания Кристофа явилась отголоском детской травмы. Такое расстройство — попытка ребенка справиться с беспощадным окружающим миром.

Конечно, историки спросят: могут ли жестокость и психологические потрясения объяснить одержимость людей, которая наблюдается на протяжении развития человеческого общества? Возможно, ведьмы, сжигаемые на кострах, были одержимы из-за насилия, перенесенного в детстве. Если да, то их уничтожение основывается на принципе «жертва виновата сама».

Помогает ли эта точка зрения понять случаи одержимости в современном обществе? Возможно, да. В исследовании, проведенном в Университете Вандербильта, рассмотрено пять случаев демонической одержимости детей[11]. Все они испытали жестокое обращение в семье[12].

---

## МОЖЕТ ЛИ МОЗГ ДВИГАТЬ ПРЕДМЕТЫ?

Судя по всему, мы способны двигать предметы одной лишь силой мысли! И хотя нельзя переместить гору, лишь подумав об этом, есть некоторые свидетельства того, что импульсы мозга вполне могут, например, двигать курсор мышки по экрану компьютера.

Во время удивительных экспериментов в Нью-йоркском отделении здравоохранения к головам пятидесяти человек присоединили электроды, а затем попросили их сосредоточиться на экране монитора и попытаться передвинуть курсор. Электроды улавливали слабые электромагнитные сигналы мозга, которые затем усиливали и посылали на компьютер, отдавая команду двигать курсор. Некоторые участники эксперимента добивались успеха в 75 % попыток[13].

Это исследование дает надежду парализованным людям и конечно же подогревает наше воображение. Научная фантастика становится реальностью?

## СЛЕПОЙ ЗАМЕЧАЕТ БЫСТРОЕ ДВИЖЕНИЕ

Вот еще один странный случай. Ученые давно полагали, что визуальная информация сперва проходит через первичную зрительную кору головного мозга, а затем дробится и рассылается в отдельные центры для восприятия цвета или движения. Однако тридцатилетний Д. И. заставил всех задуматься и усомниться в подобной точке зрения. Хотя Д. И. абсолютно слеп и не видит статичных объектов, он замечает быстрое движение. Исследования подтвердили, что он обладает необычным зрением. Специалисты говорят, что мозг не может так работать. Как это объяснить? Предполагается, что речь идет об «отдельном сознании для различных предметов реальности». В случае Д. И. первичная зрительная кора, скорее всего, не принимает участия в анализе данных[14].

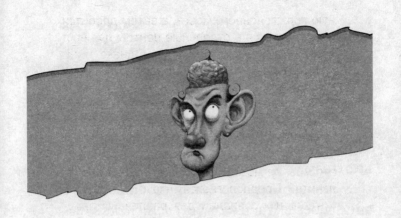

# Глава 7

# Синдром **Капгра**:

## когда вам мерещатся двойники*

Синдром Капгра — странный, пугающий, таинственный — показывает, насколько разнообразны проявления человеческого мозга, насколько он

---

* В специальной литературе синдромом Капгра называют либо совокупность синдромов ложного узнавания, либо одну из разновидностей таких психических расстройств. — *Примеч. ред.*

сложен и необычен. Синдромом Капгра называют психиатрическое заболевание, при котором человек считает, что у него есть двойник или двойники «заменили» его близких.

В 1923 г. докторá Жан Мари Жозеф Капгра и Жан Ребуль-Лашо написали первую в психиатрической литературе статью об этом синдроме[1]. Речь в ней шла о случае 53-летней женщины. Ей чудилось, что всех ее знакомых подменили двойники. Это состояние впоследствии назвали *l'illusion des sosies*. Слово *sosies*, которое на французском означает «двойники», использовала сама пациентка. Оно происходит от имени персонажа классической пьесы «Амфитрион» римского драматурга Плавта. В пьесе рассказывается о притворстве, обмане и обольщении. Согласно греческому мифу, Зевс влюбляется в Алкмену, жену Амфитриона. Он принимает облик Амфитриона, а Меркурий превращается в его слугу, Сосию. Обманутая Алкмена зачинает близнецов: Геркулеса (от Зевса) и Ификла (от настоящего мужа).

Подобным образом пациентка Капгра и Ребуль-Лашо была уверена, что многих ее знакомых заменили двойники. Она думала так про мужа, детей, соседей, а также полицейских, которые к тому времени уже работали над этим делом. Женщина полагала, что ее собственный двойник, желая присвоить ее имущество и наследство, устроил заговор остальных двойников.

Данное заболевание делят на два типа: аутоскопический — когда пациент убежден, что видит двойника, и собственно синдром Капгра — когда двойник остается невидимым[2]. Помимо этого различают еще, как минимум, пять разновидностей синдромов ложного узнавания.

1. Синдром Фреголи: пациент уверен, что знакомый ему человек принял чужой облик.
2. Обратный синдром Фреголи: пациент убежден, что окружающие принимают его за кого-то другого.
3. Синдром интерметаморфоза: пациент считает, что меняется не только психическая сущность личности, но и ее внешность.
4. Синдром собственных двойников: пациент думает, что у него есть двойник.
5. Синдром обратных собственных двойников: пациент полагает, что его самого заменил самозванец[2].

Кто чаще всего страдает синдромом Капгра? Он встречается нечасто, обычно у людей с психозами, аффективными расстройствами и/или шизофренией. Больше распространен среди женщин, чем среди мужчин, — до сих пор непонятно почему.

Хотя причины заболевания могут корениться в детстве (что еще не доказано), обычно симптомы не проявляются до тридцати лет. Однако в 1992 г. ис-

следователи из Мичиганского университета выявили
два случая этого расстройства у подростков[3]. В одном
из них У., шестнадцатилетний юноша, считал, что
его мать и сестру заменили самозванцы, причем
их было несколько. Симптомы начали проявляться у пациента после того, как умерла его подруга.
В ее смерти У. винил себя. Возможно, заболевание
стало результатом попытки справиться с утратой
любимого человека.

В другом случае у Н., девушки пятнадцати лет,
возникли схожие мысли после того, как она решила,
что за ужином в ресторане ее отец и брат подмеша-
ли ей в пищу наркотики. Состояние девушки быстро
ухудшалось: речь стала бессвязной, начались слуховые галлюцинации, она впадала в бредовое состояние и временами не узнавала близких. Бред имел
следующее содержание:

> ...место ее матери заняла самозванка;
> ночного санитара девушка принимала
> за отца, который явился к ней в чужом
> облике, чтобы причинить боль; а один из
> пациентов отделения был знакомым ее
> семьи, превратившимся в другого человека[3].

Хотя сам Капгра считал, что синдром, названный его
именем, встречается довольно редко, с его мнением
не согласны два британских психиатра. Описывая
три случая синдрома Капгра в их больнице, они за-

ключают, что «вывод о малой распространенности синдрома неверен». Истинный процент случаев заболевания может быть в несколько раз выше, чем полагал Капгра[4].

Синдром Капгра бывает связан с насилием. Исследование, проведенное в университете Пармы, говорит о том, что страдающие этим недугом легко впадают в ярость, если бред вызывает у них ощущение страха или угрозы; агрессия служит для них формой защиты. В исследовании говорится, что следствием «синдрома Капгра может стать жестокое обращение с членами семьи и убийство близких родственников».

К счастью, данное заболевание поддается лечению. Через десять недель противоэпилептической лекарственной терапии Н. поправилась, избавившись от бреда[5]. В то время как девять пациентов в Панаме проходили лечение от двух до одиннадцати лет[6].

До сих пор идут споры о том, что вызывает синдром Капгра. Предполагается его связь с самыми разными физическими и психическими состояниями. Одна из последних теорий утверждает, что из-за заболевания или травмы возникает проблема в зрительной системе мозга, ответственной за распознавание лиц.

В одном французском исследовании говорится, что больные синдромом Капгра не способны узнать человека, который выглядит непривычно для них. Проблема пациентов состоит в распознавании незнакомого человека как двойника. Более того, «подобное непонимание может быть вызвано сенсорной депривацией*»[7]. Впрочем, многие оспаривают эту точку зрения.

Таким образом, причина синдрома Капгра — загадочных трудностей с узнаванием — до сих пор остается непонятной[8].

## МАЛЬЧИК С ПОЛОВИНОЙ МОЗГА

Алекс родился с синдромом Стерджа — Вебера, связанным с нарушением кровообращения в левом полушарии мозга. Страдая от регулярных эпилептических припадков, к восьми годам Алекс научился произносить лишь несколько неотчетливых звуков и одно слово — «мама».

Врачи решили, что припадки прекратятся, если поврежденное полушарие удалить хирургическим путем (эктомия). Как это ни удивительно, через два года после операции мальчик говорил как нормальный восьмилетний ребенок. Сейчас, когда Алекс уже подросток, его речь не совсем соответствует возрасту. Однако, по словам доктора Мортимера Мишкина, нейропсихолога из Национального института психического здоровья в Вашингтоне, языковые способности Алекса «превышают уровень, который можно было

---

* Продолжительное, более или менее полное лишение человека сенсорных впечатлений. — *Примеч. ред.*

бы ожидать в его случае». Доктор Мишкин считает, что такой пример указывает на то, что мозг способен оставаться восприимчивым к запоминанию речи вплоть до подросткового возраста[9, 10].

## МОЗГОВОЙ ПРИСТУП

Инсульт — это «мозговой приступ». Точно так же, как сердечный приступ происходит в результате закупорки кровеносного сосуда в сердце, инсульт чаще всего бывает вызван закупоркой кровеносного сосуда в мозге. В обоих случаях ткани мозга лишаются жизненно необходимого кислорода и питательных веществ, из-за чего их клетки погибают[11].

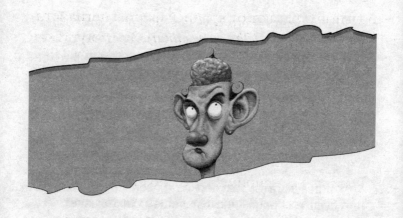

# Глава 8

# Синдром **Котара**

## когда вам кажется, что вас не существует

Иногда мозг отрицает собственное существование. Это можно назвать радикальным самоотрицанием.

Люди с редким психическим расстройством — синдромом Котара — убеждены, что они уже умерли или что не существует какой-то части их тела. Такие больные страдают от крайней формы нигилистического бреда (*le délire de negation*). Они могут также считать, что остальных людей тоже нет и мир не существует — в общем, кругом пустота.

Иногда больные уверены, что у них отсутствуют какие-то жизненно важные органы, например мозг или сердце. Также они могут представлять, будто их тело принимает огромные размеры (*le délire d'énormité*) — например, что оно стало величиной с небо или даже с Вселенную. Хотя у таких душевнобольных наблюдается склонность к самоубийству, они, как ни странно, могут верить и в собственное бессмертие.

Довольно часто такие пациенты проверяют это на собственном опыте, предпринимая нечто очень рискованное или пытаясь покончить с собой. Так или иначе, они чрезмерно поглощены мыслями о собственной смерти и часто требуют, чтобы их убили. Например, один человек день и ночь слышал голос, читающий ему смертный приговор и описывающий пытки, которые для него готовят.

Синдром Котара часто бывает связан с депрессивным состоянием, галлюцинациями и потерей памяти. Иногда он встречается и при шизофрении.

Болезнь названа по имени французского психиатра Жюля Котара, который первым описал пациентов с таким синдромом на парижской встрече психиатров (*Société Medico-Psychologique*) в 1880 г., а позже, в 1891 г., выпустил о них книгу[1]. Он описывал состояния разной степени тяжести, от среднего до крайне тяжелого. Больные средней степени тяжести испытывают чувство отчаяния и отвращения к себе. Но если расстройство принимает более сложные формы, пациенты воображают изменения, происходящие как внутри себя, так и вовне. Котар считал, что отрицание собственного существования возникает в наиболее серьезных случаях.

Хотя люди могут страдать синдромом Котара практически в любом возрасте, такое состояние обычно проявляется к середине жизни. Гораздо чаще оно встречается у женщин, нежели у мужчин, хотя никаких удовлетворительных объяснений этому пока не найдено. У пациентов часто бывает вполне нормальное детство (насколько об этом можно судить). Приступы возникают внезапно, без предварительных психических расстройств. Однако перед появлением симптомов заболевания обычно наблюдается период начальной тревожности, продолжительность которого может быть от нескольких недель до нескольких лет. Внешне эта тревожность зачастую проявляется лишь в раздражительности.

Отрицая существование различных частей тела, один пациент утверждал следующее:

*Раньше у меня было сердце. Теперь что-то другое бьется вместо него... У меня нет желудка, и я никогда не хочу есть. Когда я ем, я чувствую вкус пищи, но, после того как она прошла по пищеводу, не ощущаю уже ничего. Такое впечатление, что еда проваливается в пустоту*[2].

По словам докторов М. Д. Эноха и У. Г. Третоуэна,

*...[пациент с синдромом Котара] может даже не употреблять личное местоимение «я». Одна пациентка называла себя «мадам. Ноль», подчеркивая свое отсутствие. Другая... говорила о себе: «В этом нет толку. Заверните это и выкиньте на помойку»*[3].

Энох и Третоуэн упоминают, что хотя при синдроме Котара пациенты могут достичь такой степени отчаяния, что заявляют о желании не существовать,

*...парадоксальным образом вероятность смерти представляется им невозможной и ведет к развитию идей о бессмертии. Это вызывает у них сильнейшее отчаяние — жаждать смерти, но быть обреченным на вечное существование в состоянии нигилизма, напоминающее прижизненный ад Кьеркегора*[3].

Энох и Третоуэн добавляют, что некоторые пациенты при данном заболевании склонны наносить себе травмы.

Преследующие больных галлюцинации могут быть вкусовыми или обонятельными. В этих случаях пациенты убеждены, что они

> *...гниют, что их еда испортилась, им предлагают [в пищу] грязь, фекалии или человеческое мясо. В этом кроется еще один парадокс, поскольку, несмотря на их убеждение в собственной смерти или бессмертии, они пытаются уничтожить себя*[3].

С 1880 г. психиатры решают, можно ли причислить данное заболевание к разряду синдромов. Некоторые говорят, что клинические наблюдения не подтверждают этого, и относят синдром Котара к подтипу депрессии или бредовым представлениям особого рода.

Причину возникновения заболевания видят во многих вещах. Среди предполагаемых причин — структурные проблемы мозга, токсические и метаболические патологии. К ним относятся различные рассеянные заболевания мозга, атрофия базальных ганглиев* (находящихся в его основании) и поражение теменной доли (средние и верхние участки заднего отдела мозга).

---

* Анатомически обособленное скопление нервных клеток (нейронов), нервных волокон и сопровождающей их ткани. — *Примеч. ред.*

Однако компьютерная томография показывает, что у больных синдромом Котара нет проблем с теменной долей, зато наличествует «многофокусная атрофия мозга и заболевание средней лобной доли», при котором борозды мозга оказываются расширены[4].

Японские исследователи утверждают, что в возникновении синдрома Котара немалую роль играют проблемы с бета-эндорфинами, принимающими большое участие в восприятии боли, в регулировании поведения и гормональной секреции[5].

Существует детальное исследование случая 27-летнего мужчины, у которого проявления синдрома Котара возникли в результате брюшного тифа[6].

Считается, что данный синдром встречается редко. В исследовании ученых из Гонконга среди 349 психиатрических пациентов было выявлено лишь 0,57 % страдающих этой болезнью[7].

При изучении Кембриджским университетом 100 случаев заболевания оказалось, что почти всем пациентам с этим синдромом был поставлен диагноз психотической депрессии. Интересно, что 86 % из них имели нигилистические представления о своем теле, 69 — отрицали собственное существование, а 55 % считали себя бессмертными. Состояние всех больных сопровождалось обостренным чувством тревоги и вины[8].

Впрочем, одно ясно точно: синдром Котара — это крайняя форма отрицания себя[9].

## Случай Нила

История 26-летнего Нила — классический пример проявления синдрома Котара.

Детство Нила, единственного ребенка в семье, было вполне нормальным. Когда ему исполнилось двадцать лет, его родители погибли в авиакатастрофе, разбившись на небольшом самолете. Нил был глубоко религиозным, а эта трагедия потрясла и озлобила его. Обвиняя в смерти родителей себя, Нил стал затворником, оборвал все отношения с людьми и связи с внешним миром. Он бросил университет, стал употреблять тяжелые наркотики и практически ничем не занимался, живя за счет наследства, доставшегося от богатых родителей. Некоторое время Нила интересовал спиритизм, а особенно тема реинкарнации.

В итоге семейный врач убедил Нила обратиться за психиатрической помощью. Юноша был одержим бредом отсутствия тела. Нил отказывался признать, что у него есть голова, туловище, ноги и руки — вообще какие-либо части тела. Он отрицал, что ест, пьет, мочится, испражняется, и не мог объяснить, почему одевается, если выходит на улицу. На одной из стадий терапии Нилу предложили выпить стакан воды. После этого его попросили объяснить, куда делась вода. Молодой человек ответил, что она «испарилась». Когда врач требовал объяснить эти и другие несоответствия, Нил либо не отвечал, либо просто говорил: «Не знаю». Судя по всему, он не замечал непоследовательности или противоречия в своих ответах.

## ФАНТАЗИИ НА ТЕМУ СИНДРОМА КОТАРА?

Описание нечто похожего на синдром Котара встречается в кинематографе и литературе. К примеру, герой научно-фантастического фильма 1957 г. «Невероятно худеющий человек» (по роману и сценарию Ричарда Мэтисона) постепенно достигает микроскопических размеров. Происходящее в корне меняет его восприятие себя и окружающего мира. Продолжая уменьшаться до величины атома, главный герой фильма замечает: «Когда становишься таким маленьким, оказываешься едва ли не больше Вселенной».

## НАРЦИССИЧЕСКИЙ МОЗГ

Если синдрому Котара и можно что-либо противопоставить, то это нарциссизм — чрезмерную любовь к себе. Нарцисс из греческого мифа увидел себя в пруду и влюбился. Он не мог расстаться со своим отражением, даже чтобы поесть, и в результате умер от голода.

По мнению доктора О. Джона, в жизни «люди-нарциссы» подражают мифологическому герою. В многочисленных экспериментах доказано, что человек, считающий себя совершенством, еще больше восхищается собой при просмотре видеозаписей с собственным участием. Более того, такие люди ищут возможности сосредоточить внимание на себе или утвердить осознание собственной значимости[10].

В одном эксперименте по оценке степени нарциссизма 51 из 130 студентов Калифорнийского университета получили высокие баллы. В отличие от своих не замеченных в самолюбовании сверстников, на видеозаписи они предпочитали смотреть на себя, а не на других, и любили часто смотреться в зеркало. В другом эксперименте, где принимали участие 62 человека со склонностью к нарциссизму и 62 не расположенных к этому, каждый должен был выполнить простое задание. После оценки результатов оказалось, что в обеих группах работа была сделана примерно на одном уровне, однако члены первой группы оценивали свое исполнение значительно выше, чем люди из второй. Джон считает: «У "нарциссов" определенно завышенная самооценка, с которой мало кто соглашается»[11]. Такие люди жаждут внимания от окружающих, а также уделяют его сами себе. Джон добавляет: «У нарциссических личностей мотивация по укреплению самооценки сильнее… так как они очень чувствительны к критике»[11]. Таким образом, нарциссические натуры способны раздуть свое самомнение до недопустимых пределов[11].

## АРИСТОКРАТИЧЕСКИЙ МОЗГ

По мнению легендарного испанского гистолога XIX в. Сантьяго Рамон-и-Кахаля, клетки человеческого мозга являются «аристократами среди других единиц строения организма». Они — основные потребители жизненных ресурсов. Хотя масса человеческого мозга составляет лишь 2 % от общей массы тела, каждую секунду через него проходит 15 % всей крови, и он расходует 20 % кислорода и питательных веществ.

Однако, в отличие от аристократов, клетки мозга очень много работают, благодаря чему тело нормально функционирует[12].

## ВИРУС БОРНА

Можно ли заразиться психическим заболеванием, как, например, простудой? Раньше такие болезни считали незаразными. Однако группа немецких биологов полагает, что некоторые из них могут быть вызваны вирусами.

Известно, что вирус Борна поражает животных, вызывая аномалии в их поведении. Но не так давно его обнаружили и у людей. Исследователи нашли данный вирус у трех человек, страдающих расстройствами настроения. Когда возбудителей инфекции ввели лабораторным животным, последние заболели. Ранее выяснили, что вирус Борна эволюционирует в различные штаммы в зависимости от того, какой организм им заражен. Поскольку возбудитель заболевания,

найденный у трех человек, имеет свои отли-
чия, это говорит о том, что обследованные
люди были инфицированы вирусом, распро-
страненным в человеческой популяции. Ученые уверены, что «эти открытия представляют новое поле для исследований психических расстройств»[13].

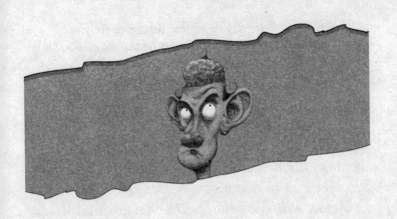

# Глава 9

# Алчущий **мозг**

Почему нам чего-нибудь хочется? Например, выкурить сигарету, выпить пива или полакомиться шоколадом. Почему многие из нас обожают шоколад? Ответ может скрываться в биохимии мозга.

Шоколад содержит фенилэтиламин — вещество, которое синтезирует и наш мозг. Оно стимулирует функционирование организма и поднимает настроение. Это

*...то же вещество, которое вырабатывает мозг, когда человек влюбляется. Оно*

*позволяет ощутить счастье, создает мечтательное настроение, ускоряя сердечный ритм и повышая уровень энергии. Одно исследование показывает, что люди после разрыва с возлюбленными часто употребляют в пищу шоколад[1].*

Два нью-йоркских психиатра предположили, что желание съесть шоколад — бессознательная попытка повысить уровень фенилэтиламина, чтобы почувствовать радость и ощутить влюбленность. В ответ на это суждение один чикагский психолог утверждает:

*...ясно, что это не безнадежно влюбленный пытается найти утешение в шоколаде, а, напротив, лишенный шоколада человек отчаянно ищет в обычной любви бледное подобие горько-сладкой эйфории![2]*

Однако, по мнению докторов Роберта Орнштейна и Дэвида Собеля, этот спор является бессмысленным: «К сожалению, находящийся в пище фенилэтиламин не проникает в мозг». Полагая, что «сам вкус, вероятно, объясняет наше помешательство», они утверждают:

*...какао является сложной смесью более чем пяти сотен вкусовых компонентов — это*

*в два раза больше, чем, например, у лимона или клубники. Также ученые говорят, что шоколад богат летучими соединениями, которые щекочут нос фруктовыми, винными и цветочными ароматами. Во рту шоколад кажется бархатистым и, размягчаясь, тает[3].*

Исследователи из Калифорнийского университета в Лос-Анджелесе решили изучить зависимых от шоколада людей. Для этого они понаблюдали за 53 участниками съезда любителей шоколада, утверждавшими, что они «самопровозглашенные шокоголики». Затем ученые сравнили их с группой произвольно набранных людей. В результате выяснилось, что шокоголики «психологически нормальны», но они

*...имели некоторые общие черты с людьми, страдающими истероидной дисфорией — расстройством настроения. Обычно такому эмоциональному состоянию подвержены женщины. Они проводят много времени в поисках внимания и одобрения, страдают от отказов в свой адрес, а во время депрессии переедают и испытывают сильную потребность в сладком[4].*

Орнштейн и Собель отмечают, что шоколад — одно из «здоровых удовольствий», которые можно доставлять себе свободно и без чувства вины. Доктора полагают, что чувство вины оказывает намного более негативное влияние на здоровье, чем шоколад, который совсем не так плох, как некоторые считают. К примеру, они утверждают, что шоколад не влияет отрицательно на состояние зубов. Напротив: «Шоколад содержит вещества, защищающие зубную эмаль и предотвращающие ее разрушение»[5].

Несмотря на эту точку зрения, в вопросе о шоколаде есть и темная сторона. Он может вызывать мигрень. 550 клиницистов из США и Великобритании принимали участие в исследовании, в ходе которого было обнаружено, что «...некоторые продукты являются причиной возникновения болей у людей (в основном женщин), страдающих от мигреней». Наиболее часто при этом упоминается шоколад[5].

Может ли шоколад действовать на мозг так же, как марихуана? Такие вещества, как каннабиноиды, являются источником психоактивного эффекта марихуаны. Судя по всему, родственные вещества присутствуют и в шоколаде. Порошок какао содержит анандамид, способный возбуждать те же нейроны мозга, которые чувствительны к каннабиноидам марихуаны. Однако анандамида в шоколаде так мало, что надо съесть от 20 до 40 килограммов за один присест, чтобы испытать чувство, схожее с «кайфом» от марихуаны[6].

Древние ацтеки верили, что шоколад — это подарок богов. Почему мы так его любим, до сих пор остается сладкой тайной жизни. И у пасхальных шоколадных зайчиков нет шансов на выживание[7].

---

## СТЕРЖЕНЬ В МОЗГЕ

В 1948 г. Финеас Гейдж, 25-летний железнодорожный рабочий из американского штата Вермонт, работал с трамбовочным стержнем длиной один метр и диаметром около трех сантиметров, когда неожиданно произошел взрыв, в результате которого стержень отбросило и он, как копье, пронзил щеку Гейджа, прошел позади глазных яблок и пробил череп, застряв в нем. Как ни странно, Финеас не умер. Его коллеги обрезали концы стержня, оставив с обеих сторон по десять сантиметров, но врачи так и не смогли его удалить. Со стержнем в мозге Гейдж прожил еще тринадцать лет[8].

## ПИЦЦА В ВАШЕЙ ГОЛОВЕ

Кора головного мозга человека представляет собой тонкую ткань очень большого размера: «Если ее расправить, получится площадь величиной с две пиццы диаметром тридцать сантиметров — по одной на каждое полушарие мозга»[9]. Каждая такая «пицца» состоит из шести слоев клеток, выстроенных определенным образом, — и ни одного анчоуса!

## ЗРЕНИЕ И ПРИКОСНОВЕНИЕ

Существует распространенное убеждение: если прекращает функционировать один орган чувств, то увеличивается тонкость восприятия остальных. Однако группа японских исследователей доказала, что зрительная кора слепых вместо визуальной может начать обрабатывать тактильную информацию. При обследовании, включавшем позитронную эмиссионную томографию (ПЭТ), были показаны зрительные нейроны, приспособившиеся для обработки данных, идущих от кончиков пальцев. Сенсорные способности не увеличились, а просто изменились![10]

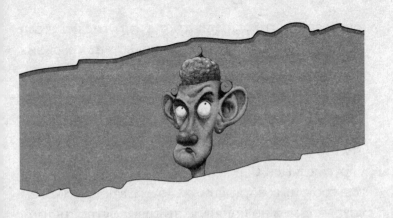

# Глава 10

# Криминальный мозг

Есть ли такое понятие, как «криминальный мозг»? Отличается ли мозг правонарушителя от мозга законопослушного человека? Как ни странно, ответ на этот вопрос — да.

Исследования показывают, что преступник может получать «кайф от преступления». Нарушение закона приводит таких людей в «легкое психологическое возбуждение». Они бессознательно ищут способ повысить его интенсивность и совершают преступные действия, подобно тому как альпинисты, парашютисты и другие искатели приключений получают удовольствие от своих опасных хобби.

Уровень возбуждения у людей различен. У одних он выше, у других — ниже. Его можно измерить, и в течение жизни он никогда не меняется. У преступников уровень возбуждения гораздо ниже, чем у других людей. Согласно некоторым теориям, измерив уровень возбуждения человека в подростковом возрасте, можно понять, есть ли вероятность того, что в будущем он станет преступником.

Группа ученых из университета Южной Калифорнии в Лос-Анджелесе получила серьезные свидетельства, подтверждающие эту теорию.

В 1990 г. ученые сообщили о завершении исследования, которое проводилось на протяжении десяти лет. В результате было обнаружено, что три психологические приметы, указывающие на уровень возбуждения, действительно помогают предсказать криминальное поведение среди юношей[1—5].

Сам метод, с помощью которого ученые пришли к такому выводу, интересен не менее, чем итог. В 1978 г. они получили психологические данные 101 британского школьника. Тогда мальчикам было по 14 лет. В 1988 г. группа исследователей обратилась к сведениям британского правительства о серьезных уголовных правонарушениях и выяснила, что 17 человек из 101 (тогда уже 24-летние) успели за прошедшее время совершить преступления. Чаще всего это были кражи и воровство. Пятеро из семнадцати сидели в тюрьме.

Затем ученые проверили ранее собранные психологические данные этих мальчиков. Семнадцать подростков имели «значительно более низкие» физиологические показатели уровня сердечного ритма, электрической активности кожи и мозга по сравнению с остальными[1, 2].

Однако, несмотря на всю занимательность такой теории, ученые добавляют, что не меньшее влияние на мотивацию совершить преступление оказывают факторы окружающей среды, а не только мозг или тело.

*Разница между психологическими показателями преступников и непреступников не кажется обусловленной социальными и физиологическими отличиями, которые практически не связаны с показателями возбуждения. Тем не менее некоторые исследования свидетельствуют, что в развитии асоциального поведения общественные факторы (например, социальная группа) взаимодействуют с биологическими[1].*

Предположение о том, что мозг преступника отличается от мозга законопослушного гражданина, имеет глубокое значение для системы правосудия, а также для реабилитации нарушителей закона. Для помощи людям с травмами мозга было разработано познавательное коррективное обучение, направленное на восстановление их работоспособности. Если такая терапия поможет преступникам укрепить мозг и компенсировать недостаток активности предлобной коры, изменения будут видны при сканировании. В этом случае ПЭТ станет серьезным свидетельством в пользу досрочного освобождения[3—5].

Другое исследование показывает, что мозг человека подвержен влиянию и более приземленных факторов, соблазняющих его на преступление. К примеру, если организм не способен справиться со свинцом и кадмием, вещества могут повредить мозгу. Ученые из университета Макгилла считают, что высокая концентрация свинца и кадмия в крови указывает на криминальные наклонности человека. Они говорят, что повышенный, но не токсичный уровень свинца и/или кадмия давно считается причиной проблем, связанных обучением[6].

Специалисты обследовали 49 мужчин-уголовников в возрасте от 19 до 48 лет, содержавшихся в специальном психиатрическом учреждении. Служащие этого учреждения должны были оценить агрессивность пациентов как «высокую» или «низкую», основываясь на их поведении. Люди с «высокой» агрессивностью составили «жестокую группу», с «низкой» — «спокойную группу». Из

49 человек 30 оказались в жестокой группе, а 19 —
в спокойной.

30 человек из первой группы обвинялись в убийстве, попытке убийства, нападении, вооруженном ограблении и изнасиловании. У 19 человек из спокойной группы тоже было богатое уголовное прошлое, но обвинялись они, например, в ограблениях без применения насилия или в чем-либо еще менее серьезном и редко бывали агрессивны, находясь в заключении.

Исследователи из университета Макгилла проанализировали и сравнили уровни кадмия и свинца в крови членов обеих групп. При этом учитывалось возможное влияние на поведение заключенных никотина, амфетамина и других веществ. Ученые обнаружили, что наличие свинца и кадмия «было значительно выше в жестокой группе»[6]. Поэтому исследователи сделали вывод, что данные элементы связаны с агрессивностью и если их уровень высок, то человек, скорее всего, относится к опасной группе. Таким образом, часть ответственности за совершенное преступление лежит на мозге человека и организме в целом[6, 7].

---

## АВТОМОБИЛЬНАЯ АНТЕННА В МОЗГЕ

В 1996 г. мужчина напоролся на автомобильную антенну, которая прошла через его нос прямо в мозг. «Это самая странная вещь, какая только могла случиться», — рассказал врачам Трой Хардинг. Он смог освободиться от антенны без посторонней помощи.

19-летний Хардинг, живущий в Портленде, уже отходил от своего «фиеро» 1984 г., когда внезапно потерял равновесие. В результате падения торчащая из автомобиля радиоантенна вошла ему в нос примерно на 9 см. Штырь с маленьким металлическим шариком на конце пронзил пазуху, проник в мозг и уткнулся в гипофиз. Хардинг потерял примерно пол-литра крови. Молодой человек провел в больнице около трех недель, а затем выписался. Его нейрохирург доктор Рэй Грюэ сказал, что «ему повезло — в голове он ничего не повредил»[8].

## СИНДРОМ ДОКТОРА СТРЕЙНДЖЛАВА

Помните комедию «Доктор Стрейнджлав»*, рассказывающую о третьей мировой войне? Главный персонаж, роль которого исполнил Питер Селлерс, не мог контролировать свою искусственную руку, и она то и дело вскидывалась в нацистском приветствии. Жизнь следует за искусством. Болезнь доктора Стрейнджлава известна в психиатрии как синдром чужой руки. Этим странным неврологическим расстройством страдают тысячи людей по всему миру. Оно вызвано повреждением мозга, в результате которого одна рука начинает действовать независимо от другой. Человек управляет лишь одной

* Полное название фильма — «Доктор Стрейнджлав, или Как я перестал бояться и полюбил бомбу». — *Примеч. ред.*

рукой, а другая «ведет себя плохо». К примеру, если человек завязывает узел, одна рука может его слушаться, а другая — мешать, развязывать узел. Иногда непослушная рука может становиться агрессивной — щипать, шлепать или бить своего хозяина. Однажды рука пыталась даже задушить своего владельца. Как бы человек ни старался остановить «чужую» руку, она действует так, словно у нее есть собственный разум[9].

## ИСПОЛЬЗУЙ ИЛИ ПОТЕРЯЙ!

Феномен «используй или потеряй» в развитии мозга вновь подтверждается наблюдением за детьми, страдающими катарактой. Доктор Карла Шац говорит, что, в отличие от взрослых, после удаления катаракты дети все равно остаются слепыми, поскольку из-за болезни у них оставались неразвитыми нейронные связи, необходимые для обработки зрительных сигналов[10].

## ПЕРЕПЕЛКА ИЛИ КУРИЦА?

Потрясающие эксперименты доказывают, что инстинкты одного животного можно передать другому посредством пересадки клеток мозга. По словам доктора Эвана Балабана, перепелов можно наделить некоторыми чертами поведения кур (или наоборот), пересадив часть мозговых тканей эмбриона курицы эмбриону перепела того же возраста. Поведение, которое таким образом удалось передать, связано с особым криком и движениями головы, присущими виду. Хотя птицы умерли через 14 дней после рождения, у ученых было достаточно времени, чтобы заметить, что особи унаследовали манеру крика у другого вида[11].

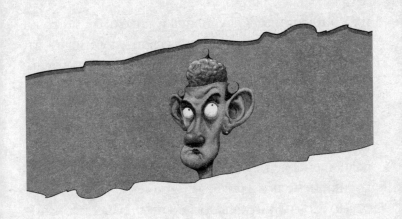

# Глава 11
# Мозг **«под кайфом»**

П очему люди так стремятся испытать «кайф»? Существует довольно спорная версия, согласно которой мы стремимся к измененному состоянию сознания по тем же причинам, что и к еде, питью или сексу. Желание искусственного «кайфа», столь же непреодолимое, как эти потребности, образует четвертую мотивацию человека.

Так считает психофармаколог доктор Рональд Зигель. По его словам, стремление к наркотикам «присуще всем и неизбежно»[1]. Он утверждает, что их принимать мы научились у животных и что во всех культурах мира имеются свои «любимые наркотики» и «любимые галлюциногены». Действительно, прием изменяющих сознание веществ является частью человеческой культуры с тех самых пор, как люди стали людьми. Неважно, запрещены эти вещества (как кокаин, опиум или марихуана) или разрешены (как алкоголь, никотин и кофеин), наркотики использовали во все времена.

По словам Зигеля, многие живые существа, начиная с жуков и заканчивая слонами, знают растения, дающие им удовольствие. К примеру, он пишет:

*Птицы любят алкоголь, и многие из них попадают в ловушки и погибают в силках, привлеченные спиртным... Те, кто держит дома скворцов, наверняка замечали их любовь к вину и другим алкогольным напиткам... Еноты охотно пьют спиртное, если у них есть возможность. Они даже открывают бутылки и самостоятельно вытаскивают пробки[1].*

Страсть свиней к трюфелям объясняется тем, что в этих грибах содержится стероид андростенол, который синтезируется в яичках хряка и передается в слюнные железы в период ухаживания. Коалы — «самые настоящие наркоманы», поскольку имеют зависимость от веществ, содержащихся в листьях эвкалипта. Эти листья небезопасны, поскольку содержат ядовитую синильную кислоту, которая обладает обезболивающими и бактерицидными свойствами, а также может и охлаждать, и согревать тело. Об этом знают австралийские аборигены. В холодном климате коалы «выбирают листья с фелландреном, веществом, повышающим температуру тела, а в теплом — предпочитают листья с охлаждающим цинеолом»[1].

Зигель замечает, что некоторые приматы тоже ищут растения, доставляющие удовольствие. Даже Чарлз Дарвин отмечал: обезьяны, как и мы, могут попасть в зависимость от никотина. Зигель пишет, что они

> ...демонстрируют желание достичь опьянения... Лабораторные приматы — из стремления к познанию, ради любопытства, стимуляции, успокоения, в качестве лекарства от скуки или депрессии — с готовностью пробуют опьяняющие вещества, если им предоставить такую возможность[1].

Доктор считает, что люди начали потреблять наркотики еще тогда, когда первобытные племена сражались за пищевые ресурсы. Если они проигрывали, то находились под угрозой голодной смерти. Именно в такие периоды человек открыл то, что уже было известно животным, — употребление частей определенных растений временно облегчает приступы голода. Эти непригодные для питания растения производили другие весьма желаемые эффекты: расслабление, возбуждение, уход от реальности, удовольствие, радость, экстаз, умиротворение, мистические откровения «или другие чувства»[1]. Таким образом, для полуголодного человека прием вещества, изменяющего сознание, являлся вполне подходящим решением в тяжелой ситуации. Наркотическое опьянение помогало человеку пережить день или ночь и облегчало тяжелую жизнь.

Зигель полагает, что люди всеми силами стремились испытать подобные воздействия. По сути, они

*...являются теми же внутренними побуждениями, желаниями, потребностями и стремлениями, что мотивируют наше поведение. Растительные наркотики и другие психоактивные вещества использовались в качестве естественных инструментов для удовлетворения потребностей*[1].

Три базовых желания — утоление голода, жажды и полового влечения — направляют нашу деятельность (охота, сельское хозяйство, защита территории). Однако Зигель говорит, что потребность в дополнительных ощущениях заставляет нас проявлять наркозависимое поведение, жертвуя своим физическим и психическим здоровьем, свободой (из-за высокой вероятности попасть в тюрьму) или жизнью. Отчаянное стремление удовлетворить это четвертое желание объясняет, почему наркоманы так часто идут на риск. Люди, зависимые от героина, подвергают себя опасности при использовании зараженных шприцев, впрыскивают себе некачественный наркотик, вступают в контакт с преступниками и платят за свою зависимость большие деньги.

Зигель пишет, что

*...стремление к опьянению не более ненормально, чем стремление к любви, общению, возбуждению, власти или любым другим целям. Основные биологические потребности человека могут быть связаны с физиологией, но приобретенная зависимость выходит за пределы элементарных нужд... Взяв пример с животных, мы можем примириться с нашим четвертым стремлением, понять, что наркотики — нечто вроде лекарства, необходимого для трансформации чувств. Используя доступные нам технологии и знания, мы способны создать безопасные опьяняющие вещества[1].*

Зигель признает, что люди, к сожалению, иногда доводят свою жажду опьянения до крайности. В поисках наркотического «кайфа» мы можем попасть в зависимость от него, и это приведет к отклонениям различного рода. Зависимость угрожает всему обществу, отражаясь на способности человека достигать «социально полезные» цели. Таким образом, с точки зрения Зигеля, на протяжении истории человечества происходила постоянная «борьба между естественным желанием» принимать наркотики и «законами общества», стремящегося контролировать подобные пристрастия. Сегодняшняя война с наркотиками — один из примеров попытки общества регулировать поведение людей ради выживания. Опьянение одного может представлять угрозу всем остальным. Судя по всему, биология побуждает, а общество принуждает[2].

## ЖЕНЩИНА С ТРЕМЯ МО́ЗГАМИ

Стив Мартин снимался в комедии 1983 г. «Человек с двумя мо́згами», но одна женщина из Чикаго его переплюнула — у нее целых три мозга! 21-летняя Ширли Жермен считала себя вполне обычной, пока магнитно-резонансная томография не выявила у нее три небольших, но полностью сформировавшихся и функционирующих мозга. Она ведет нормальную жизнь и работает продавцом в булочной[3].

## ПОЧЕМУ МОЗГ ЧЕЛОВЕКА СМОРЩЕННЫЙ?

Человеческий мозг весь в извилинах и бороздах. Выглядит он довольно странно. Вообще-то, странным кажется не только мозг, но и другие органы. Как же он получил свои извилины?

Основная часть головного мозга — большие полушария. Их покрывает кора, в которой хранится бо́льшая часть информации. Этот тонкий слой нервных клеток, отвечающий за зрение, слух, мышление и познавательные процессы, полон складок, извилин и впадин. В сморщенном виде кора занимает 50 % объема всего головного мозга. Но если смотреть на поверхность мозга, то 66 % коры не видно.

Ученые установили причину появления складок. В результате постепенного развития мозга природа нашла способ уместить увеличивающуюся кору в ограниченном пространстве черепа — так образовались борозды и вмятины. То есть человеческий мозг оказался определенным образом «сложенным».

Предполагается, что складки формируются в процессе того, как отростки нервных клеток (аксонов), связывающие нейроны в единую сеть, создают механическое натяжение различной степени[4].

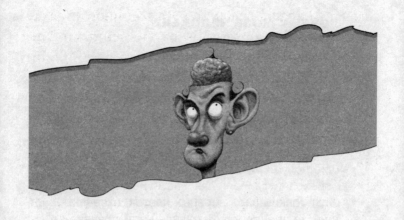

# Глава 12
# Фобии

Независимо от того, насколько хорошо функционирует наш мозг, мы можем до смерти бояться всего чего угодно. Возможно, большинство людей считает, что страдает какой-то фобией, однако ей действительно подвержены лишь около 10 % нас. Некоторые страхи являются следствием органического повреждения мозга, но, вероятно, большинство фобий возникает по другим причинам[1].

Фобия — это невротическое расстройство, характеризующееся постоянным, повышенным проявлением иррационального, беспричинного страха. Страхи могут быть вызваны одушевленными или неодушевленными предметами, ситуациями или обстоятельствами. Наиболее заметным признаком фобии является тревога. Она проявляется в сильном сердцебиении, потоотделении, учащенном дыхании, удушье и даже обмороках. Подобные симптомы могут появиться в любой момент, когда человек сталкивается с причиной своего страха.

Страдание, вызванное страхом, вытекает из «крайне преувеличенного представления о потенциальной опасности, но оно вполне реально», гласит положение Американской ассоциации по изучению тревожных расстройств, расположенной в Роквилле, штат Мэриленд.

Фобия — это не бредовое расстройство, а человек, ее испытывающий, — не сумасшедший. Такие люди полностью осознают, чего боятся, испытывают страх, только если видят источник боязни, от которого стараются уберечься. Чтобы избежать встреч с причиной фобии, они готовы на многое, даже если их жизнь из-за этого окажется ограниченной.

Люди часто путают страх и фобию. Если коротко, то у страха существуют реальные причины, а у фобии — нет. Разницу можно проиллюстрировать следующим примером. Представьте, что вы бежите по парку и внезапно замечаете огромную немецкую овчарку, которая лает, рычит и скалит зубы, готовясь в вас вцепиться. Скорее всего, вы испугаетесь. Это страх, поскольку у него есть реальная причина — вероятность того, что вас укусят. Но если вы боитесь войти в дом, где в чулане спит крошечный новорожденный щенок овчарки, то это пример фобии. Такая фобия имеет два названия: кинофобия или фобия собак.

Люди, страдающие фобией, не должны стесняться или обвинять себя. Иногда это довольно сложно, поскольку другие не боятся тех же вещей.

Бывает, что найти причину фобии непросто. Чаще всего она зарождается в раннем детстве. Однако может появиться и в любом возрасте.

Согласно исследованиям, в реакции страха важную роль играют три структуры мозга. Во-первых, миндалина, которая действует как пульт управления эмоциями при возникновении страха. Расположенная в верхней части ствола мозга, она передает нервные сигналы, связанные с эмоциями и стрессом.

Во-вторых, гиппокамп — скопление клеток, по форме напоминающее морского конька, расположенное вблизи миндалины и выполняющее функцию «банка» воспоминаний. Гиппокамп содержит набор данных типа «стимул—реакция», связанных с неприятными ситуациями.

И наконец, ядро ложа терминальной (конечной) полоски, которое вместе с гипоталамусом в стволе мозга настраивает нервную систему на определенную реакцию: бороться, бежать или замереть[2].

Фобиям одинаково подвержены и мужчины, и женщины. Как и большинство других болезней, фобии бывают разной степени[3]. Страдающие фобией ничем, кроме более живого воображения, не отличаются от обычных людей.

К счастью, все фобии поддаются лечению. Обычно процесс начинается с поведенческой/разговорной терапии. Врач помогает пациенту постепенно укреплять самообладание в присутствии источника фобии. Это называется терапией подвергания и включает такие упражнения, как десенсибилизация, адаптация и погружение.

Обычно для лечения фобий лекарства не прописывают, поскольку в этом нет необходимости. Скорее всего, пациенту так и пришлось бы принимать их до конца жизни. Некоторые препараты могут только усилить фобию или даже стать причиной ее возникновения. Доктор Сэмюэль Коэн из больницы Лондонского медицинского колледжа предупреждает, что бензодиазепины (группа успокоительных средств) могут вызывать фобию у пожилых людей[4].

Тем не менее существуют альтернативные способы лечения. К примеру, доктор Дуглас Хант полагает, что правильное питание способно значительно уменьшить тревожность[5]. Его правота подтверждена на практике. Американская ассоциация по изучению тревожных расстройств приводит шестнадцать способов справиться с фобией, не принимая лекарств. Объем книги не позволяет описать каждый из них, так что придется ограничиться списком.

1. Изменение питания.
2. Достижение внутренней гармонии.
3. Прикосновение к другому человеку.
4. Расслабление.
5. Глубокое дыхание.
6. Отвлечение внимания от предмета фобии.
7. Освобождение от него.
8. Запись своих ощущений.
9. Разговор с собой.
10. Творчество.
11. Движение.
12. Смелый взгляд в лицо страху.
13. Представление худшего.
14. Повторение фразы «и это пройдет».
15. Поиск поддержки.
16. Получение помощи в нужный момент[6].

В Австралии, как и во всем цивилизованном мире, такая помощь существует. Прежде всего, человек должен поговорить со своим терапевтом. После этого он сможет получить направление к специалисту, если в этом будет необходимость.

По последним подсчетам, существует около 267 фобий, и у каждой из них есть свое название*. Некоторые наиболее распространенные фобии взрослых таковы: страх открытых, людных мест

* В названиях фобий имеются расхождения с российской терминологией. — *Примеч. ред*

(агорафобия), общества (социофобия), закрытых пространств (клаустрофобия), высоты (акрофобия), темноты (эклуофобия), молний (астрафобия), грома (бронтофобия, или кераунофобия), пауков (арахнофобия), змей (офидиофобия), крыс и мышей (роттефобия и мусофобия), полета (авиафобия) и стоматологических процедур (одонтофобия).

Но мы, люди, можем бояться чего угодно. Погонофобия — страх перед бородами. Клинофобия — боязнь кроватей. Аутофобия — страх остаться в одиночестве. Кенофобия — страх пустых комнат. Библиофобия — боязнь книг. Педиофобия — боязнь детей. Левофобия — боязнь левой стороны. Телефонофобия — страх говорить по телефону. Хомиклофобия — боязнь туманов. Эйзоптрофобия — боязнь зеркал. Хрематофобия — боязнь денег. Список можно продолжать.

Как ни странно, мы можем бояться всего (пантофобия) или даже самого страха (фобофобия)[7].

## Случай Адриенн — боязнь лихорадки

32-летняя Адриенн страдает от боязни лихорадки. Она смертельно боится повышения температуры у себя и у своего сына. Последние десять лет она постоянно измеряет температуру, обычно около шести раз в день, в том числе и ночью. Когда наступает жара, она впадает в панику. Адриенн рассказывает, что не может разобраться, повышается у нее температура или ей просто жарко. Летом она измеряет температуру значительно чаще, «на всякий случай». При небольшом повышении температуры она немедленно отправляется к врачу. Адриенн объясняет, что ее боязнь лихорадки появилась в подростковом возрасте, когда она едва не умерла от пневмонии. Она закончила университет и попыталась сделать карьеру в области коммуникаций и связи, но из-за фобии была вынуждена оставить работу.

Адриенн развелась с мужем и воспитывает своего пятилетнего сына Джонатана одна. С самого его рождения мать постоянно водит сына к врачу, если он становится хоть немного «горячее». В среднем они бывают у врача трижды в неделю.

Когда температура Джонатана и в самом деле повышается, например из-за простуды или гриппа, Адриенн впадает в панику. Ее не смущает тот факт, что это вполне нормально для детей и взрослых и служит свидетельством здоровой реакции иммунной системы на болезнь.

Вместо того чтобы приветствовать Джонатана улыбкой и объятиями, Адриенн встречает сына обеспокоенным взглядом и тут же трогает его лоб. Когда наигравшийся мальчик возвращается с улицы, разгоряченный и вспотевший, мать сразу начинает волноваться. Иногда в таких случаях она отводит его к врачу. Часто по приезде к доктору Джонатан уже остывает, и Адриенн увозит его обратно.

Она измеряет температуру сына так же часто, как и свою. Мальчика это раздражает, особенно теперь, когда он стал старше и понимает, что его мать ведет себя ненормально. Это отнюдь не укрепляет отношения матери и сына. Адриенн беспокоится, что, когда Джонатан пойдет в школу, она не сможет измерять ему температуру так же часто.

Боязнь лихорадки относится к нозофобии (страху заболеть или заразиться). Впервые страх лихорадки был описан в медицинской литературе в 1980 г.; ему могут быть подвержены все. Иногда появление такой боязни у родителей провоцируют сами медики, делая небрежные замечания о состоянии больных детей. Доктора́ Ариэн Мэй и Говард Бакнер из медицинской школы Бостонского университета утверждают, что врачи могут вносить большой вклад в возникновение страха лихорадки, посылая родителям «сбивающие с толку сигналы» об опасности повышения температуры[8].

## Известные фобии

Количество фобий продолжает расти. Ниже приводится список[9] всех известных в настоящий момент фобий.

**Джуан Стивен**
• • • • • • • • • •

| ПРИЧИНА СТРАХА | НАЗВАНИЕ ФОБИИ |
| --- | --- |
| Английское | *Англофобия* |
| Бактерии | *Бактериофобия, бациллофобия или спермафобия* |
| Бедность | *Пениафобия* |
| Безделье | *Таасофобия* |
| Безумие | *Лиссофобия или дементофобия* |
| Беременность | *Малевзиофобия* |
| Бесконечность | *Апейрофобия* |
| Беспорядок | *Атаксиофобия* |
| Бешенство | *Лиссофобия* |
| Бог | *Теофобия* |
| Болезнь | *Нозофобия* |
| Боль | *Алгофобия* |

| ПРИЧИНА СТРАХА | НАЗВАНИЕ ФОБИИ |
|---|---|
| Борода | *Погонофобия* |
| Венерические заболевания | *Кипридофобия* |
| Веревка | *Линонофобия* |
| Веселье | *Херофобия* |
| Ветер | *Анемофобия* |
| Вирусы | *см. бактерии* |
| Вкус | *Гевмантофобия* |
| Внимание | *Скопофобия* |
| Вода | *Гидрофобия* |
| Вождение машины | *Амаксофобия* |
| Волны | *Кимофобия* |
| Волосы | *Трихофобия, или хетофобия* |

| ПРИЧИНА СТРАХА | НАЗВАНИЕ ФОБИИ |
|---|---|
| Воры | Клептофобия |
| Врачи | Ятрофобия |
| Время | Хронофобия |
| Вспышки | Селафобия |
| Высота | Акрофобия |
| Глаза | Омматофобия |
| Глотание | Фагофобия |
| Глубина | Батофобия |
| Гомосексуалисты | Гомофобия |
| Гром | Бронтофобия, или кераунофобия |
| Грязь | Мизофобия |
| Движение | Кинесофобия |
| Девственницы | Партенофобия |

| ПРИЧИНА СТРАХА | НАЗВАНИЕ ФОБИИ |
|---|---|
| Действие совершать | *Эргазиофобия* |
| Деньги | *Хрематофобия* |
| Деревья | *Дендрофобия* |
| Дети | *Педиофобия* |
| Дневной свет | *Фенгофобия* |
| Дождь | *Омброфобия* |
| Дом (свой) | *Экофобия* |
| Домá (вообще) | *Доматофобия* |
| Дрожание | *Тремофобия* |
| Жара | *Термофобия* |
| Железнодорожный траспорт | *Сидеродромофобия* |
| Женщины | *Гинофобия* |
| Животные | *Зоофобия* |

| ПРИЧИНА СТРАХА | НАЗВАНИЕ ФОБИИ |
|---|---|
| Заикание | *Лалофобия* |
| Замкнутые пространства | *Клаустрофобия* |
| Запахи | *Осмофобия* |
| Звезды | *Сидерофобия* |
| Звук | *Акустикофобия* |
| Зеркала | *Эйзоптрофобия* |
| Зловоние | *Ольфактофобия* |
| Змеи | *Офидиофобия* |
| Зуд | *Акарофобия* |
| Идеи | *Идеофобия* |
| Имена (вообще) | *Номатофобия* |
| Имена (выборочно) | *Ономатофобия* |
| Иностранцы | *Ксенофобия* |

| ПРИЧИНА СТРАХА | НАЗВАНИЕ ФОБИИ |
|---|---|
| Инфекция | *Мизофобия* |
| Инъекции | *Трипанофобия* |
| Кислое | *Ацерофобия* |
| Китайское | *Синофобия* |
| Книги | *Библиофобия* |
| Кожные заболевания | *Дерматофобия* |
| Колени | *Генуфобия* |
| Кошки | *Элурофобия, или гатофобия* |
| Краснеть от смущения | *Эритрофобия* |
| Крик | *Фонофобия* |
| Кровать | *Клинофобия* |
| Кровь | *Гематофобия* |
| Крысы | *Роттефобия* |

**Джуан Стивен**
• • • • • • • • • •

| ПРИЧИНА СТРАХА | НАЗВАНИЕ ФОБИИ |
| --- | --- |
| Куклы | *Педиофобия* |
| Левая сторона | *Левофобия* |
| Лед | *Криофобия* |
| Лекарства | *Фармакофобия* |
| Лихорадка | *Феверфобия* |
| Ложь | *Мифофобия* |
| Лошади | *Гиппофобия, или эквинофобия* |
| Люди | *Антропофобия* |
| Людное место | *Агорафобия* |
| Машины | *Амаксофобия* |
| Место | *Топофобия* |
| Металлы | *Металлофобия* |
| Метеоры | *Метеорофобия* |

## ПРИЧИНА СТРАХА   НАЗВАНИЕ ФОБИИ

| ПРИЧИНА СТРАХА | НАЗВАНИЕ ФОБИИ |
|---|---|
| Мех | *Дорафобия* |
| Механизмы | *Механофобия* |
| Много вещей | *Полифобия* |
| Молния | *Астрафобия* |
| Море | *Талассофобия* |
| Мосты | *Гефирофобия* |
| Мужчины | *Андрофобия* |
| Мыши | *Мусофобия* |
| Мясо | *Карнофобия* |
| Наводнение | *Антлофобия* |
| Нагота | *Гимнофобия* |
| Наказание | *Пойнефобия, или рабдофобия* |
| Насекомые | *Энтомофобия* |

| ПРИЧИНА СТРАХА | НАЗВАНИЕ ФОБИИ |
|---|---|
| Насекомые-паразиты | *Паразитофобия* |
| Наследственность плохая | *Патриофобия* |
| Насмешки | *Катагелофобия* |
| Небо | *Уранофобия* |
| Незнакомцы | *Ксенофобия* |
| Немецкое | *Германофобия* |
| Непривычное | *Неофобия* |
| Несовершенство | *Ателофобия* |
| Неудача | *Какоррафиофобия* |
| Новизна | *Ценофобия* |
| Ночь | *Никтофобия* |
| Облака | *Нефофобия* |
| Огонь | *Пирофобия* |

| ПРИЧИНА СТРАХА | НАЗВАНИЕ ФОБИИ |
|---|---|
| Ограбление | *Гарпаксофобия* |
| Одежда | *Вестиофобия* |
| Одиночество | *Аутофобия, эремофобия, или монофобия* |
| Озера | *Лимнофобия* |
| Острые предметы | *Белонофобия или акузофобия* |
| Осы | *Сфексофобия* |
| Ответственность | *Гипегиафобия* |
| Открытые пространства | *Агорафобия* |
| Отравление | *Токсикофобия* |
| Пауки | *Арахнофобия* |
| Пачкаться | *Аутомисофобия* |
| Передвижение | *Тропофобия* |

| ПРИЧИНА СТРАХА | НАЗВАНИЕ ФОБИИ |
|---|---|
| Переживания | *Психофобия* |
| Перемены | *Тропофобия* |
| Писа́ть | *Графофобия* |
| Питьё | *Дипсофобия* |
| Пища | *Ситофобия* |
| Полет | *Авиафобия* |
| Половой акт | *Коитофобия* |
| Порка | *Мастигофобия* |
| Похороны | *Тафефобия* |
| Похудение | *Дисморефобия* |
| Правая сторона | *Декстрофобия* |
| Пренебрежение своими обязанностями | *Паралипофобия* |
| Прибавка в весе | *Дисморефобия* |

| ПРИЧИНА СТРАХА | НАЗВАНИЕ ФОБИИ |
|---|---|
| Призраки | *Демонофобия, или фазмофобия* |
| Прикосновения | *Хафефобия* |
| Происходящее (все) | *Пантофобия* |
| Проказа | *Лепрофобия* |
| Пропасть | *Кремнофобия* |
| Птицы | *Орнитофобия* |
| Публичное выступление | *Галофобия* |
| Пустое пространство | *Кенофобия* |
| Путешествие | *Годофобия* |
| Пчелы, осы | *Апифобия* |
| Пыль | *Аматофобия* |
| Пятна | *Эйкурофобия* |
| Развалины | *Атефобия* |

| ПРИЧИНА СТРАХА | НАЗВАНИЕ ФОБИИ |
|---|---|
| Рак (болезнь) | *Канцерофобия* |
| Рана | *Травматофобия* |
| Рассвет | *Эософобия* |
| Растения | *Ботанофобия* |
| Рвота | *Эметофобия* |
| Ревность | *Зелофобия* |
| Рептилии | *Герпетофобия* |
| Речь слышать | *Фонофобия* |
| Решение принимать | *Децидофобия* |
| Ржавчина | *Иофобия* |
| Роды | *Токофобия* |
| Русское | *Русофобия* |
| Рыба | *Ихтиофобия* |

| ПРИЧИНА СТРАХА | НАЗВАНИЕ ФОБИИ |
|---|---|
| Сатана | *Сатанофобия* |
| Свет | *Фотофобия* |
| Связанным быть | *Меринтофобия* |
| Священные предметы | *Иерофобия* |
| Сексуальные отношения | *Генофобия, или эротофобия* |
| Сердечные заболевания | *Кардиофобия* |
| Сифилис | *Сифилофобия* |
| Сквозняки | *Аэрофобия* |
| Скорость | *Тахофобия* |
| Слабость | *Ашенофобия* |
| Слова произносить | *Логофобия* |
| Смерть | *Танатофобия* |
| Снаряды | *Баллистофобия* |

| ПРИЧИНА СТРАХА | НАЗВАНИЕ ФОБИИ |
|---|---|
| Снег | *Хионофобия* |
| Сновидения | *Онцирофобия* |
| Собаки | *Кинофобия* |
| Согрешение | *Пеккатофобия* |
| Солнце | *Гелиофобия* |
| Сон | *Гипнофобия* |
| СПИД | *Спидофобия* |
| Спиртное | *Потофобия* |
| Справедливость | *Дикефобия* |
| Стекло | *Кристаллофобия* |
| Стоматолог | *Зубная фобия и одонтофобия* |
| Стояние | *Стасифобия* |
| Страх | *Фобофобия* |

| ПРИЧИНА СТРАХА | НАЗВАНИЕ ФОБИИ |
|---|---|
| Супружество | *Гамофобия* |
| Сутулость | *Кифофобия* |
| Сырость | *Гигрофобия* |
| Телесные запахи | *Осфрезиофобия* |
| Телефон | *Телефонофобия* |
| Темнота | *Эклуофобия* |
| Тени | *Сциофобия* |
| Течение (реки) | *Потамофобия* |
| Толпа | *Охлофобия* |
| Транспортные средства (колесные) | *Амаксофобия* |
| Трупы | *Некрофобия* |
| Туберкулёз | *Фтизиофобия* |
| Туман | *Хомиклофобия* |

| ПРИЧИНА СТРАХА | НАЗВАНИЕ ФОБИИ |
|---|---|
| Тяжесть, гравитация | *Барофобия* |
| Удар | *Хормефобия* |
| Удовольствия | *Гедонофобия* |
| Удушение | *Пнигофобия* |
| Удушье | *Пнигерофобия* |
| Узкое пространство | *Ангинафобия* |
| Укусы насекомых | *Книдофобия* |
| Улицу перейти | *Агайофобия* |
| Уродство | *Дисморефобия* |
| Уродство | *Дисморфофобия* |
| Усталость | *Понофобия* |
| Учеба | *Софофобия* |
| Фекалии | *Копрофобия* |

| ПРИЧИНА СТРАХА | НАЗВАНИЕ ФОБИИ |
|---|---|
| Флейта | *Аулофобия* |
| Французское | *Галлофобия* |
| Хирургия | *Эргазиофобия* |
| Ходьба | *Басифобия* |
| Холера | *Холерофобия* |
| Холод | *Криофобия, или психрофобия* |
| Царапины | *Амикофобия* |
| Цвета | *Хроматофобия* |
| Цветы | *Антофобия* |
| Церкви | *Экклезиафобия* |
| Человек сам | *Аутофобия* |
| Черви | *Гельминтофобия* |
| Чернокожие люди | *Негрофобия* |

| ПРИЧИНА СТРАХА | НАЗВАНИЕ ФОБИИ |
|---|---|
| Числа | *Нумерофобия* |
| Число «13» | *Трискайдекафобия* |
| Чудовища | *Тератофобия* |
| Школа | *Сколионофобия* |
| Шкура животных | *Дорафобия* |
| Шум | *Фонофобия* |
| Эгоистичность собственная | *Аутофобия* |
| Электричество | *Электрофобия* |
| Яд | *Токсикофобия, или иофобия* |

---

## ОСОЗНАННЫЕ ВОСПОМИНАНИЯ

Сканирование мозга показало, что благодаря гиппокампу и соседним с ним тканям человек может вспомнить, к примеру, заученные ранее слова. Другие области лобной доли позволяют мозгу неосознанно извлечь нужную информацию.

Доктор Даниэль Шактер, глава группы исследователей, говорит: «Результаты наших исследований указывают на то, что активация гиппокампа теснее связана с автоматическим воспроизведением событий прошлого, а не с сознательными усилиями по извлечению их из памяти»[10].

## ВЫСТРЕЛЫ В ГОЛОВУ

Большинство полагает, что дети восстанавливаются после травм значительно быстрее взрослых и даже подростков. Однако исследования показывают, что это не относится к огнестрельным ранениям в голову.

Доктор Линда Эвинг-Коббс с группой коллег обследовала 13 детей с такими ранениями. Было обнаружено, что у детей от 5 до 14 лет не наблюдается разницы в скорости окончательного выздоровления. Состояние практически всех было средней тяжести. Эвинг-Коббс считает, что «у маленьких детей последствия травм головы могут быть обширнее, чем нам представляется»[11].

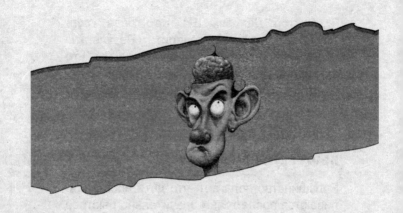

# Глава 13

# Прожорливый мозг

Проблема ожирения скоро может уйти в прошлое. Ученым удалось «отключить» сигнальную систему мозга, отвечающую за желание есть.

Наконец появилась возможность создать лекарство, которое позволит снимать приступы голода точно так же, как головную боль. Таким образом, стремление перекусить теперь будет не страшно тем, кто сидит на диете. Впервые люди начнут управлять своим желанием поесть.

Исследования в области медицины и психологии свидетельствуют о том, что люди едят по связанным между собой физиологическим и психологическим причинам и многие переедают, поскольку их мозг к этому «предрасположен». В переедании часто нет вины человека, просто у некоторых из нас «прожорливый мозг», подающий чрезмерно много сигналов, стимулирующих чувство голода. Эта склонность к перееданию является генетической и передается по наследству.

Последние свидетельства указывают на то, что причина «прожорливости» мозга может скрываться в перевыработке одного (или более) из шести известных нейрогормонов, вызывающих у нас желание поесть. Эти нейромедиаторы переносят сигналы «требуется пища» между различными нервными клетками мозга. Один из таких нейрогормонов, нейропептид Y (NPY), может нести наибольшую ответственность за эти сигналы.

В начале 1980-х гг. исследователи обнаружили, что введенные в мозг крыс NPY заставляют их бесконтрольно поглощать пищу. Один из исследователей, доктор Гленн Стэнли, говорит:

*Высокие дозы NPY приводят к тому, что крысы начинают есть на пределе своих физических возможностей. В наших ранних экспериментах они безостановочно ели, как минимум, пять часов!.. [Инъекции*

*NPYJ пробуждают в крысах нечто вроде жажды крахмала, которая заставляет их поглощать одни углеводы. В результате животные начали страдать ожирением[1].*

Наиболее интересной представляется разработка антисыворотки к NPY, прошедшей успешные испытания. Антисыворотка состоит из «антител, способных распознавать NPY и прикрепляться к нему». Это не позволяет NPY контактировать с нужным рецептором нервной клетки[1].

В серии экспериментов Стэнли с коллегами впрыскивали крысам высокие дозы NPY. От этого животные становились чрезвычайно прожорливыми и быстро набирали вес. Но когда они получали антисыворотку, то возвращались к своему нормальному состоянию.

Если крысам, не получавшим NPY, вводили сыворотку, они начинали потреблять на 60 % меньше пищи. Поразительно, что животные продолжали мало есть, даже дойдя до полуголодного состояния, когда им не давали пищу около шести часов. Для голодной крысы это едва ли не вечность!

Из этих опытов Стэнли с коллегами сделал вывод, что «NPY вообще регулирует пищевое поведение, а не только при его искусственном введении»[1].

По мнению ученых, результаты исследования говорят о том, что контролировать переедание у людей можно, нарушив проведение сигналов NPY нервным клеткам. Следующая стадия изысканий — создание лекарства, блокирующего рецепторы клеток. Таким образом, в разработке нового, идеального диетического лекарства, корректирующего соответствующее функционирование мозга, остается преодолеть лишь практические преграды. Подобное лекарство окажется на ступень выше любых других препаратов для похудения.

Обычные диетические средства, продающиеся по всему миру и пользующиеся популярностью, содержат фенилпропаноламин (ФПА) — слабый стимулятор, химически схожий с амфетаминами. На Западе это пятый по количеству продаж класс лекарств. К сожалению, согласно исследованиям, данные препараты способны формировать зависимость и создавать такие побочные эффекты, как головная боль, тревога, нарушение сердечного ритма и даже инфаркт. Еще более повышается риск при употреблении кофеина[2].

Препараты для похудения часто принимают те, кто потерпел неудачу при попытке сесть на диету или страдает такими пищевыми расстройствами, как булимия, при которой люди вызывают у себя рвоту и пользуются слабительными средствами. Впрочем, некоторые данные свидетельствуют о том, что опасность лекарств, содержащих ФПА, преувеличена и угрозы здоровью не будет, если применять препараты правильно и под контролем врача[3].

Судя по всему, лекарственное средство, блокирующее работу NPY, не создает подобных проблем. Контроль «прожорливого мозга» и управление основной физиологической потребностью человека могут в конце концов оказаться в наших руках и головах![4]

## ДОСТАТОЧНО!

Как мозг узнает, что человеку нужно прекратить есть? Психологи из Университета Джона Хопкинса выявили, каким образом мозг оценивает содержимое пищеварительного тракта. Блуждающий нерв, передающий импульсы между мозгом и желудочно-кишечным трактом, проводит разные сигналы при реакции на углеводы и белки. Эти сигналы влияют на сокращения желудка при переваривании. Более того, они усиливаются гормоноподобными пептидами, которые вырабатывает пищеварительный тракт в ответ на поступление пищи. Когда достаточно еды, в мозг поступает команда остановиться[5].

## СИНДРОМ ГУРМАНА

Швейцарские исследователи обнаружили новое пищевое расстройство, возникающее при определенном типе поражения мозга и вызывающее стремление к деликатесам. Это «синдром гурмана», его обнаружили у 36 пациентов, за которыми наблюдали в течение трех лет.

Впервые этот синдром был замечен у двух мужчин, восстанавливавшихся после инсульта в швейцарской больнице. По мере выздоровления они начали проявлять тягу к изысканной пище. Один из них, 48-летний журналист, работает теперь критиком ресторанного дела. По мнению доктора Теодора Лэндиса, «синдром гурмана — редко встречающееся легкое пищевое расстройство, связанное с повреждением правого полушария мозга». Доктор Марианна Регард добавляет: «Этот новый синдром указывает на то, что даже те зависимости и расстройства, которые не ухудшают здоровье, могут являться следствием повреждения определенной области мозга»[6].

## САХАР И МОЗГ

Сахар может быть отличным средством для улучшения кратковременной памяти. По свидетельству калифорнийского исследователя, когда крысам дали глюкозу, обнаружилось, что она «увеличивает способность крыс вспоминать то, чему они научились не более семи дней назад, но не помогает воспроизвести опыт, полученный еще раньше»[7].

## ПОЧЕМУ НАРКОМАНУ ТРЕБУЕТСЯ ВСЕ БОЛЬШЕ «СПИДА»

«Спид» — сленговое название сильного наркотика метамфетамина, который снижает способность человека ощущать удовольствие. Исследование психиатров из универ-

ситета Торонто объясняет, почему употреб-
ляющим метамфетамин часто требуется
увеличение дозы для достижения той же
степени наслаждения. Причина агрессивного поведения людей, зависимых от «спида»,
кроется в особом химическом воздействии
наркотика на мозг. Регулярный прием «спида» уменьшает в мозге количество дофамина. Дофамин — гормон, нейромедиатор, уп-
равляющий моторикой и чувством удовольствия. Уровень дофамина у принимающих
«спид» на 55 % ниже, чем у тех, кто его не
употребляет. Низкий уровень дофамина также связывают с шизофренией и болезнью
Паркинсона[8].

## ПОЦЕЛУЙ МОЖЕТ БЫТЬ СВЯЗАН С НЕВРОЛОГИЕЙ

В нашем мозге есть нейроны, позволяю-
щие найти губы своего возлюбленного даже
в темноте. При поцелуе нейроны премотор-
ной области коры головного мозга одновременно отвечают за тактильные ощущения
и визуальное восприятие. В экспериментах
с обезьянами при свете и в темноте исследователи из Принстона обнаружили, что
некоторые бимодальные нейроны обезьян
остаются активными даже после того, как
вроде бы должны отключиться. Это позволяет мозгу «следить за положением головы по
отношению к объекту» даже при отсутствии
света, поэтому поцелуй в темноте оказывается таким уверенным[9].

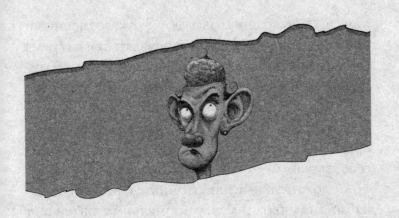

## Глава 14

# Галлюцини**рующий мозг**

**М**ногое в работе мозга мы еще не понимаем. Например, возникновение галлюцинаций. Галлюцинациями называют любые ощущения, возникающие при отсутствии внешнего стимула. Это означает, что человек видит, слышит, обоняет или чувствует то, чего на самом деле нет.

Подобные видения чрезвычайно распространены. У нас они бывают каждую ночь — когда мы видим сны. Сновидения называют кратковременными галлюцинациями. Они могут появляться и во время гипнагогического состояния — между сном и бодрствованием. Галлюцинации бывают и у молодых, и у стариков. Дети с ярким воображением иногда представляют, будто слышат голоса, видят людей или предметы. Кроме того, нередко они придумывают себе друзей.

Положительные или отрицательные галлюцинации могут возникать у нормальных людей под гипнозом, во время сенсорной депривации, одиночного заключения, при крайнем истощении или под влиянием галлюциногенных веществ. В большинстве подобных случаев галлюцинации бывают неполными и не вызывают у человека ощущения их реальности. Такие видения не говорят о наличии каких-либо отклонений или душевного заболевания.

Исследование, проведенное в госпитале университета Неймегена в Нидерландах, указывает на то, что галлюцинации Шарля Бонне (ГШБ) — сложные видения у психически нормальных людей — значительно более распространены, чем предполагалось ранее. В опросе 505 слепых людей было обнаружено, что у 60 из них признаки ГШБ. Обычно при ГШБ пациент галлюцинирует, но у него отсутствуют бредовые интерпретации или признаки нарушенного сознания (как, к примеру, у шизофреников). Исследователи утверждают:

*ГШБ следует рассматривать как диагноз тех пациентов, которые имеют жалобы на галлюцинации, соответствующие определенным диагностическим критериям. Нет однозначных способов лечения таких видений, но состояние многих пациентов улучшилось после того, как они узнали, что душевно здоровы[1].*

Однако психические галлюцинации могут быть связаны с физическими и эмоциональными расстройствами. В любом случае пациент воспринимает ложные сигналы и реагирует на них так, будто они реально существуют. Многие специалисты считают галлюцинации такого типа выражением скрытых желаний, эмоций и потребностей человека. К примеру, в них может отражаться стремление убежать от реальности, повысить самоуважение, облегчить чувство вины или достичь желаемого. Эти мотивы могут влиять на содержание галлюцинаций, не только связанных с эмоциями, но и вызванных физиологическими состояниями — при повреждениях мозга, органических заболеваниях, приеме наркотиков и отравляющих веществ.

Интересно, что сам тип галлюцинаций до некоторой степени может быть предопределен психологическими факторами. Человек, испытывающий чувство вины, иногда слышит обвиняющие голоса. Тот, кто подавлен страхами, видит пугающие сцены.

Если страх связан с сексуальностью, человек может видеть сексуальные символы.

Галлюцинации делятся на шесть категорий. Наиболее распространенными являются слуховые.

## Слуховые галлюцинации

Человек, преследуемый такими галлюцинациями, слышит странные шумы, голоса, чьи-то бессвязные слова или собственные мысли (французы называют это *echo des pensées*). Но чаще всего это адресованные непосредственно ему фразы. Обычно слова принадлежат какому-нибудь человеку, Богу, друзьям или врагам. Голоса могут исходить от автомобилей, животных, световых приборов, кукол, обогревателей, кондиционеров или от телефона. Говорить могут части тела самого человека, а также несколько предметов одновременно. Голоса бывают приятными, обвиняющими или приказывающими. Часто люди слышат ругань. Иногда пациент отвечает на галлюцинацию. Временами чудятся приказы совершить насилие над собой или окружающими. Печально знаменитый Сын Сэма, нью-йоркский серийный убийца, утверждал, что его собака и оружие заставляли его уничтожить очередную жертву.

Интересными являются музыкальные галлюцинации. По словам психиатров из парижской больницы Тенон, обычно их составляют «музыкальные воспоминания», связанные с прошлым пациента (детские песенки, любимые мелодии, хиты прошлых лет). Когда в помещении наступает тишина, человеку часто начинают казаться звуки музыки, которые становятся все громче и громче, до тех пор пока не станут для него реальными. Исследователи сообщают, что из семи пациентов с музыкальными галлюцинациями «трое могли сконцентрироваться и изменить одну мелодию на другую»[2].

Музыкальные галлюцинации могут быть вызваны различными причинами, в том числе и раком мозга[3]. Любопытно, что культурная принадлежность пациента играет важную роль в том, какую музыку он слышит во время галлюцинаций[4].

Слуховые галлюцинации часто появляются при остром алкогольном галлюцинозе, старческом (параноидальном) психозе, аффективных психозах (к примеру, в депрессивной фазе маниакально-депрессивного психоза) и во многих других случаях.

## Зрительные галлюцинации

Хотя иногда зрительные галлюцинации могут быть приятными, чаще всего они вызывают страх. Примером являются лилипут-галлюцинации, при которых человек видит крошечных, быстро передвигающихся существ. Подобные видения часто пугают алкоголиков, страдающих белой горячкой.

Зрительные галлюцинации наблюдаются при психозах, связанных с острыми инфекционными заболеваниями, и при отравлениях.

## Тактильные галлюцинации

Тактильные галлюцинации иногда называют осязательными. При них человек ощущает неприятные электрические импульсы в различных частях тела или испытывает эротические ощущения. Пример тактильной галлюцинации — мурашки, когда человеку кажется, что по его телу или под кожей ползают насекомые.

## Кинестетические галлюцинации

При таких галлюцинациях человеку кажется, что части его тела меняют форму, размер или неестественно двигаются. Сюда относится и воображение несуществующих частей тела (например, у людей, переживших ампутацию).

## Обонятельные галлюцинации

Чаще всего воображаемые запахи отвратительны (например, запах фекалий или разлагающейся плоти). Вероятнее всего, они бессознательно ассоциируются с чувством вины. Могут появляться в сопровождении обвиняющих голосов.

# Вкусовые галлюцинации

Вкусовые галлюцинации нередко бывают связаны с обонятельными. Пациенты жалуются на то, что чувствуют в пище яд или что их рот заполнен неприятными веществами — например, обжигающей кислотой.

Все типы галлюцинаций возникают при параноидной шизофрении, болезни Альцгеймера, эпилептических расстройствах и психозах (связанных с опухолью мозга), развитом сифилисе, артериосклерозе головного мозга, кокаиновой зависимости и многих других заболеваниях[5].

Постепенно исследования проливают все больший свет на проблему галлюцинаций. К примеру, психиатры из Венского университета сообщили об удивительном открытии: по неврологическим показателям слуховые галлюцинации нормальных людей коренным образом отличаются от слуховых галлюцинаций психически больных[6]. Однако почему это так, пока остается загадкой. В нашем мозге кроется еще очень много тайн[7, 8].

## ГАЛЛЮЦИНАЦИИ И СОЛНЕЧНЫЙ ВЕТЕР

Психологи из Университета Айовы обнаружили интересные факты, установленные в XIX в., о визуальных галлюцинациях и влиянии солнечного ветра на магнитное поле

Земли. Судя по всему, эти явления связаны, и магнитные аномалии влияют на выработку мелатонина, гормона шишковидной железы. Некоторые исследования говорят о том, что мелатонин влияет на способность мозга регулировать сон. Мелатонин часто используют при лечении бессонницы, особенно у пожилых людей. Однако есть ученые, оспаривающие такую точку зрения и утверждающие, что предполагаемое влияние мелатонина на сон представляет собой эффект плацебо[9].

## РЫБА ПРЕВОСХОДИТ НАС ПО ОБЪЕМУ МОЗГА

Одними из показателей, по которым человек превосходит других живых существ, являются большой объем мозга (в процентном отношении к массе тела) и высокий процент проходящего через него кислорода. Человеческий мозг составляет около 2,3 % массы тела и потребляет 20 % поступающего в организм кислорода, что значительно больше, чем у других позвоночных (у них эти цифры 1 и 2—8 % соответственно).

Однако ученые обнаружили, что первое место по этим показателям на самом деле занимает рыба. Мозг крошечной африканской рыбы-слона составляет 3,1 % массы тела и поглощает целых 60 % кислорода, поступающего в ее организм. Ученые предполагают, что такой объем кислорода нужен потому, что рыба хладнокровная, а ее мозг необыкновенно велик[10].

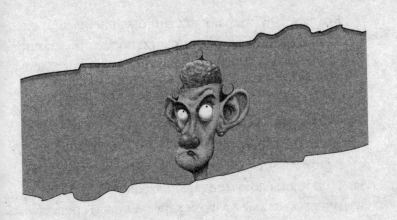

## Глава 15

# Счастливый мозг

Хотите таблетку, которая надолго сделает вас счастливыми? Современная наука позволяет получить такие таблетки. Тут вспоминается история флюоксетина (более известного под названием торговой марки — «прозак»). Некоторые называют это лекарство *Алисой в Стране чудес*, другие — *лекарством освобождения*, третьи — *лекарством феминисток*. Но все соглашаются с тем, что оно способно по-настоящему изменить жизнь.

Когда в 1987 г. флюоксетин был впервые представлен на рынке, то очень скоро обрел признание в психотерапии. В одних только США выписывалось 650 тыс. новых рецептов в месяц. Несмотря на то что лекарство может вызвать такие побочные эффекты, как самоубийство и убийство, его популярность продолжает расти.

В книге доктора Питера Крамера «Слушая „прозак"» собраны документальные свидетельства драматической славы этого лекарственного средства[1]. Книга заняла первое место в рейтинге документальной литературы по всему миру.

Крамер, профессор психиатрии из Брауновского университета, убежден, что у лекарства есть «потенциал менять жизнь». Принимая его, пациенты не только лечатся от депрессии, но и претерпевают личностные изменения. Начинают чувствовать себя «лучше, чем хорошо». «Они не только испытывают душевный подъем, но и становятся более коммуникабельными, открытыми, умственно восприимчивыми и позитивно настроенными». Крамер добавляет: «Иногда это лекарство можно использовать для глубокого исследования личности и изменения определенных ее черт, то есть решать такие задачи, которыми раньше занималась психотерапия».

Крамер описывает несколько случаев из собственной практики, когда личность пациентов заметно менялась всего лишь после месяца приема лекарства раз в день. Одной из пациенток была Тесс. Прожив тяжелое детство с отцом-алкоголиком и депрессивной матерью, Тесс к началу встреч с доктором страдала от глубокой депрессии. После недавнего краха любовных отношений у нее возникла склонность к самоубийству. «Через несколько недель приема "прозака" она начала привлекать мужчин — хороших мужчин — и получать удовольствие от общения. Впервые за свою взрослую жизнь она чувствует себя действительно живой».

Крамер утверждает, что флуоксетин уменьшает чувствительность к критике или неприязни, смягчает проявления навязчивого невроза, тоску по дому и, кроме того, уменьшает интерес к порнографии. Лекарство оказалось полезным при лечении пищевых расстройств, предменструального синдрома, расстройства дефицита внимания, наркотической зависимости и сексуальных проблем (от потери либидо и заканчивая проблемой преждевременного семяизвержения).

По этим причинам флуоксетин называют *Алисой в Стране чудес*, по названию сказочной повести Льюиса Кэрролла, где Алиса принимала одно лекарство, чтобы вырасти, а другое — чтобы уменьшиться в размерах. Его называют *лекарством освобождения*, поскольку пациенты избавляются от депрессии, разрушающей их личность. Его прозвали также *лекарством феминисток*, потому что подавляющее большинство тех, кто его принимает, — женщины. Часто, опробовав самые разные методы лечения, женщины, перейдя на флюоксетин, достигают желаемой уверенности и становятся более энергичными. По словам Крамера, зачастую они находят в себе достаточно смелости, чтобы бросить опостылевшую работу, изменить домашнюю обстановку и даже порвать отношения[1].

Профессор считает, что мы вошли в век «косметической психофармакологии». Теперь с помощью лекарств можно влиять на свою личность или настроение с той же легкостью, с какой меняют форму носа или избавляются от морщин.

Крамер утверждает, что депрессия — это прогрессирующее заболевание, и лечить его следует на ранних этапах. Он предполагает, что детская травма может изменить анатомию мозга и развить у чувствительных людей ощущение потерянности или отверженности. Это делает их уязвимыми перед более серьезной депрессией, возникающей позже. Доктор также убежден, что некоторые люди имеют предрасположенность к депрессии. Он рассказывает об исследовании детей, проявлявших крайнюю застенчивость и признаки стресса. Крамер считает, что у таких людей депрессия может возникать от несоответствия между их личностными чертами (интровертность, неуверенность, замкнутость) и требованиями, предъявляемыми им обществом (экстравертность, уверенность, открытость)[1].

Но нельзя забывать и о возможном негативном эффекте флюоксетина. Сильное «трансформирующее» лекарство можно использовать как средство социальной инженерии. Такими препаратами можно скорректировать поведение, помочь людям обрести желаемые качества. С этой точки зрения флюоксетин напоминает отупляющий наркотик «сому», который успокаивал граждан в романе Олдоса Хаксли «Прекрасный новый мир». Таким образом, флюоксетин можно сравнить скорее не с грезами Льюиса Кэрролла, а с кошмаром Олдоса Хаксли.

Именно на этой точке зрения настаивают критики «лекарств счастья». Доктора́ Сеймур Фишер и Роджер Гринберг, психологи из нью-йоркского медицинского центра в Сиракузах, утверждают, что нужно быть крайне внимательным и осторожным при приеме подобных препаратов. Необходимо понимать, что исследования, поддерживающие «лекарства счастья», часто методологически неверны. Более того, психологи считают, что «выписывание лекарственного препарата — не просто медицинский акт. Это действие, ведущее к сложным социальным изменениям...»[2]. И оно имеет последствия для всех.

Если мы станем счастливыми не естественным путем, а посредством химии и будем полностью зависеть от лекарств счастья, какое же общество у нас получится и в каких людей мы превратимся?[2, 3]

## УВЕРЕННОСТЬ ВАЖНЕЕ, ЧЕМ МОЗГ

Судя по всему, уверенность в успехе обучения может оказаться важнее, чем интеллектуальный потенциал. Исследование доктора Марианны Мизерандино свидетельствует о том, что убеждение в собственных способностях важнее, чем их реальное наличие. В процессе исследования 77 детей восьми- и девятилетнего возраста было обнаружено, что «дети, уверенные в своих способностях, активнее проявляли любопытство и интерес, получали от учебы больше удовольствия и лучше выполняли задания». А «те дети, которые не были уверены в своих способностях и мотивировались внешними факторами, теряли интерес к учебе, не принимали активного участия в школьной жизни, испытывали гнев, тревогу, скуку и получали низкие оценки по предметам»[4].

## СОЗНАНИЕ И МОЗГ

Что такое сознание? Почему оно существует? Что именно оно делает? Как оно возникает? Все это серьезные вопросы. Возможные ответы на них предлагает доктор Дэвид Чалмерс:

«С объективной точки зрения мозг относительно постижим. Пока вы смотрите на эту страницу, происходит множество процессов: ваша сетчатка воспринимает фотоны, по зрительному нерву и различным областям вашего мозга проходят электрические сигналы, и в итоге вы реагируете на прочитанное улыбкой, озадаченно хмуритесь или делаете замечание. Но во всем этом есть и субъективный аспект. Глядя на страницу, вы осознаете ее, наблюдая за изображением и словами, делая их частью своей психической жизни. Вы получаете впечатление от ярких цветов и живого неба. В то же время вы можете испытывать какие-то эмоции, о чем-то размышлять. Весь этот совокупный опыт и является сознанием: субъективной внутренней жизнью нашего ума»[5].

## ТЕЗАУРУС МОЗГА

Когда нам надо подобрать синоним, но мы не можем сделать это собственными силами, то заглядываем в словарь. Судя по всему, у мозга тоже есть свой словарь. Команда ученых, исследовавшая таинственные мозговые борозды, обнаружила место, из которого мозг контролирует отбор слов. Он использует нечто вроде интерактивного тезауруса, разбросанного по разным участкам левого полушария. Это открытие представляет новый смелый взгляд на то, как мозг отыскивает слова для описания окружающего мира[6].

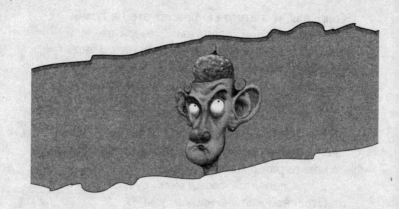

# Глава 16

# Внушае**мый мозг-1**:

## увеличение груди под гипнозом, или Как вытащить кролика из шляпы

С уществует ли такое понятие, как «внушаемый мозг»? Конечно, мы сейчас говорим не о фантастике, а о вполне реальных вещах. Почему одни люди легко поддаются гипнозу, а других вообще невозможно загипнотизировать? До какой степени с этим связан мозг? Действительно ли у некоторых людей он подвержен гипнотическому внушению, а у других — нет?

Исследователи, в том числе психиатры, неврологи и сами гипнологи, никогда не могли точно описать тех, кто склонен к внушению. Однако некоторые догадки на этот счет есть, и за ними надо обратиться к профессиональным гипнотизерам. Как они выбирают из аудитории добровольцев, которые потом выставляют себя на посмешище?

*Основным секретом работы сценического гипнотизера является то, что из всей аудитории он выбирает лишь лучших, тех, кто... готов сотрудничать, кто наиболее открыт и весел; людей, которые желают играть на публику, любят себя и не сделают ничего, что испортило бы шоу[1].*

Кто же эти «лучшие»?

Прежде чем начнется само шоу, сценический гипнотизер испытывает аудиторию. Первыми исключаются те, кто не желает выходить на сцену добровольно. Каждый гипнотизер знает: имеет смысл работать лишь с теми, кто выходит на сцену по своей воле. Вторыми отсеиваются те, кого на участие в шоу подбивают другие. Зрители, которых побуждают, «берут на слабо» спутники или друзья, являются плохими кандидатами.

Затем гипнотизер просит оставшихся добровольцев, пока сидящих на своих местах, исполнить специальное задание. Например, максимально вытянуть вверх правую руку. Именно на этой стадии происходит отбор «лучших». Некоторые вообще не станут этого делать. Такие кандидатуры исключаются. Другие вытянут, но слишком вяло или под углом. Эти также отсеиваются. Гипнотизер ищет людей, которые будут держать свою руку прямо, твердо и максимально долго, как им и было сказано. Люди, лучше всего следующие указаниям во время отбора, скорее всего, будут слушаться и во время выступления[1]. Те, кто выставляет себя на сцене на всеобщее обозрение, выбрали это сами.

Раз уж мы обсуждаем, как можно ввести в заблуждение наше сознание, давайте подумаем, каким образом фокуснику удается обмануть наши глаза и мозг. К примеру, как он заставляет нас поверить, что вытаскивает из шляпы кролика? Это классический трюк с давних времен. Обычно фокус с кроликом показывают первым. Наверное, для того чтобы смягчить стресс у животного и уменьшить счет из химчистки.

Когда аудитории демонстрируют цилиндр, он действительно пуст. Кролик спрятан в другом месте. Это может быть особый карман или темная тряпичная сумка в костюме фокусника, декорациях или одежде помощника. Кролик не двигается, поскольку в темноте это животное обычно замирает.

В обычном исполнении, когда фокусник сначала демонстрирует пустую шляпу, он поворачивает ее полями в сторону сумки с кроликом. Специальный маневр — к примеру, появление полуодетой ассистентки — помогает отвлечь взгляды любопытной аудитории от пальцев иллюзиониста, расстегивающих сумку и аккуратно подталкивающих кролика в шляпу. После этого фокусник может вытащить оттуда животное в любой подходящий момент.

Если вы внимательно посмотрите на фокусника, то заметите на его костюме выпуклость. Черный цвет одежды лучше всего скрывает неровности, и по этой причине иллюзионисты часто одеваются в черное. У строгого костюма или смокинга иллюзиониста карманы с реквизитом обычно располагаются примерно под грудью.

Сумка с кроликом может крепиться нейлоновым шнуром. Чаще всего его привязывают к запястью одной руки и проводят под рукавом через плечи к другой, где шнур заканчивается узлом, удерживающим сумку. Правши держат сумку с кроликом с правой стороны.

Шляпу особым образом поворачивают, чтобы в нее влез кролик. Цилиндр берут левой рукой, а кролика помещают туда правой. Левой рукой фокусник вытаскивает животное и демонстрирует его аудитории. Пока люди смотрят на кролика, правая рука удерживает шляпу. Это фокус зачаровывал зрителей сотни лет. И мы будем любить его еще столько же[2].

**Джуан Стивен**

Можно ли с помощью гипноза менять свое тело? Сколь странными бы это ни казалось, человек действительно может влиять на размер и форму своего тела — по крайней мере, немного. Исследования показывают, что благодаря гипнозу женщины могут увеличить себе грудь.

Клиника гипноза в Беверли-Хиллз предлагает «увеличение груди с помощью гипноза» для «стремящихся к совершенству» женщин из престижного района Голливуда. Более половины всех пациентов посещают эту клинику ради увеличения груди.

Как это ни удивительно, исследование в области человеческого поведения подтверждает мнение о том, что размер груди можно увеличить одним лишь гипнозом. Некоторые считают, что сеансы гипноза нужно проводить перед любым врачебным вмешательством. Если некоторые женщины чувствуют, что им просто необходима большая грудь и ничто их не остановит — даже риск для здоровья, — гипноз может оказаться лучшим выбором. Он безопаснее хирургического вмешательства, уколов, имплантатов и других способов решения проблемы.

В 1974 г. доктор Джеймс Уильямс опубликовал в журнале «Изучение отношения полов» (*Journal of Sex Research*) статью, где описывал первое «удачное использование гипноза для стимулирования роста груди»[3]. Через несколько лет доктор Ричард Уиллард поместил наиболее известную научную работу из этой области в американском журнале «Клинический гипноз» (*American Journal of Clinical Hypnosis*)[4].

Уиллард организовал эксперимент с участием 22 женщин в возрасте от 19 до 54 лет. До начала опыта другой врач, «который не участвовал в планировании исследования»[4], произвел измерения груди каждой женщины по пяти параметрам. Через шесть и двенадцать недель после начала эксперимента те же самые измерения были проделаны снова.

На протяжении трех месяцев женщины раз в неделю подвергались гипнозу. Во время сеанса их погружали в состояние глубокой расслабленности. Потом нужно было представить стекающую теплую воду, почувствовать согревающий свет ламп и пульсацию в груди. Были сделаны записи внушений, чтобы женщины могли представлять эти «образы» дома, когда уже не находились под гипнозом. Через 12 недель Уиллард сообщил:

*28 % достигли цели, которую ставили перед собой в начале программы, и не пожелали увеличивать грудь дальше. 85 % сочли, что их грудь значительно увеличилась, а 46 % столкнулись с необходимостью поменять размер бюстгальтера на больший. 42 % потеряли более 1 кг в весе и, тем не менее, добились успеха. Среднее увеличение обхвата груди составило 3,3 см; среднее увеличение размера по вертикали — 1,7 см, а по горизонтали — 2,5 см...*

*Радует то, что 78 % женщин, участвовавших в эксперименте, отметили в своей жизни и другие положительные изменения, например успехи в спорте (боулинг, гольф). По прошествии 12 недель 85 % пациенток испытывали приятное ощущение пульсации в области груди, занимаясь повседневными делами, например когда вели машину, работали или смотрели телевизор... 63 % женщин жаловались на обвисшие груди, поскольку уже кормили детей. Они хотели повысить полноту и улучшить очертания груди. После завершения эксперимента они остались очень довольны результатом[4].*

Как происходит увеличение груди под гипнозом, неизвестно. Возможно, ведущие к груди кровеносные сосуды расширяются и под воздействием гормонов происходит рост тканей.

Немногие пытались проверить опыт Уильямса или Уилларда. Однако полученные ими данные медицина не опровергает. Пока не появятся свидетельства обратного, открытия Уильямса и Уилларда будут считать истинными.

Нет нужды говорить, что клинике в Беверли-Хиллз доказательств более чем достаточно, для того чтобы продолжать активно предлагать свои услуги. Врачи клиники утверждают: клиенты могут добиться «до 75 % увеличения» размера груди. Здесь работают и с мужчинами. Должно быть, мужчины полагают, что гипноз поможет им увеличить то, в укреплении чего они больше всего нуждаются, — их собственное эго[5].

## КОГДА ВЫ НЕ МОЖЕТЕ ПЕРЕСТАТЬ ДВИГАТЬСЯ

Акатизия — это состояние, при котором вы не можете прекратить двигаться. Одно из ее проявлений — навязчивая ходьба, когда вы попросту не способны усидеть на месте. Акатизия распространена среди эпилептиков, и частота ее возникновения может возрастать при привыкании к новым лекарствам для лечения приступов[6].

## ОТ БОЛЬШЕГО К МЕНЬШЕМУ

В отличие от других органов, постоянно обновляющих свои клетки, мозг этого не делает. В начале жизни у человека больше нервных клеток, чем ему требуется. Доктор Сэмюэль Вайсс говорит: «Изначально природа дает нам очень много клеток мозга, надеясь, что мы не будем вытворять глупостей, например выходить на боксерский ринг или ездить на мотоцикле без шлема»[7].

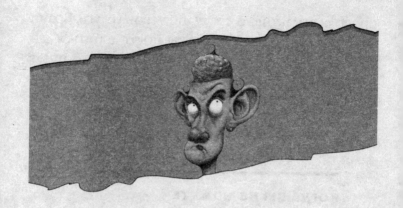

# Глава 17

# Внушаемый **мозг-2**:

## память, регрессия и «эффект Свенгали»

При размышлении над взаимосвязью гипноза, сознания и мозга часто возникают три вопроса. Может ли гипноз улучшить память? Способен ли человек под гипнозом «вернуться» в детство? Можно ли заставить загипнотизированного человека действовать против своей воли?

# Может ли гипноз улучшить память?

Хотя об этом говорится не слишком много, исследования человеческого поведения развенчали убеждение, что гипноз усиливает способность вспоминать (гипермнезия). Судя по всему, с помощью гипноза нельзя восстановить в памяти факты прошлого более точно и детально, чем обычно. Это опровергает распространенную точку зрения, охотно поддерживаемую СМИ, якобы свидетель под гипнозом в состоянии помочь полиции воссоздать детали расследуемого преступления. Однако, судя по всему, гипноз позволяет убедиться в достоверности уже имеющейся, но непроверенной информации.

Одно из наиболее важных исследований, поддержавших этот вывод, принадлежит ученым из Пенсильванского университета[1]. Они провели простой эксперимент, во время которого 78 добровольцев смотрели пятнадцатиминутный видеофрагмент. Во время двух встреч (с промежутком в несколько дней) людям задавали стандартные вопросы относительно того, что они видели. Каждый ответ они должны были оценить на «убежденность в его точности по четырехбалльной шкале»[1].

Во время первой встречи людей не гипнотизировали. Во время второго одну половину испытуемых подвергли гипнозу, а другую — нет. Первой половине внушили, что ответы «будут приходить к ним легче, чем обычно»[1].

Во второй раз как загипнотизированные, так и не загипнотизированные испытуемые смогли вспомнить дополнительные детали. Хотя гипноз не улучшил память, он оказал «положительное влияние» на уверенность в ответах, которые ранее были лишь «догадками»[1].

Исследователи добавляют, что их эксперимент подтверждает распространенное мнение психологов, согласно которому «гипноз изменяет субъективную оценку того, что заключается в воспоминании»[1].

Может показаться, что подобный эффект гипноза будет полезен при допросе свидетелей преступления, не слишком хорошо запомнивших случившееся. Но, к сожалению, ученые говорят о том, что «гипноз повышает уверенность только в нетвердых ошибочных ответах и не касается неясной информации, которая в результате оказывается верной»[1].

Более того, они считают, что хотя

*... гипноз или любая другая процедура... может придать уверенности... [прибегать к гипнозу] очень рискованно, поскольку информация, которую с твердостью сообщает загипнотизированный свидетель, ненадежна и может помешать обнаружить истину.*

Таким образом, исследователи подчеркивают, что «...уверенность загипнотизированного свидетеля в своих воспоминаниях может с высокой степенью вероятности породить серьезные ошибки в работе правосудия»[1].

Ученые утверждают, что многие научные изыскания предлагают другие, нередко более эффективные, чем гипноз, способы добиться гипермнезии. Они убеждены, что «гипноз особенно заметно уступает методу мотивирующих указаний... или другим техникам восстановления информации в памяти»[2].

## Способен ли человек под гипнозом «вернуться» в детство?

В психологии существует около 60—100 исследований данного вопроса. Психолог Майкл Нэш предлагает обзор изучения этой проблемы[3].

Нэш утверждает: если взрослого человека загипнотизировать и сказать ему, чтобы он вел и чувствовал себя как ребенок, его поведение «по сути, все равно останется как у взрослого». Это означает, что он не станет думать как ребенок. Более того, почти все исследования говорят: если взять группу загипнотизированных и не загипнотизированных взрослых и попросить их действовать как дети, то именно вторая группа справится с заданием лучше.

Нэш делает вывод, что «не существует доказательств восстановления детского поведения во время гипнотического возрастного регресса».

Когда гипнотизер на сцене «возвращает» человека на много веков назад, будто бы в предыдущую жизнь (скажем, в Древний Египет), странно, что такой человек никогда не заговорит на языке того времени. Если фокусник способен погрузить человека в предыдущую жизнь, возвращение в собственное детство вообще не должно представлять никакой проблемы. Однако исследования показывают, что даже этот трюк проделать невозможно. Наши извинения Ширли Маклейн[2].

## Можно ли заставить человека под гипнозом действовать против своей воли?

Наука не дает однозначного ответа на этот один из наиболее противоречивых и часто задаваемых вопросов, касающихся гипноза. Во время представлений все мы были свидетелями того, что люди способны вытворять на сцене. Под гипнозом они начинают лаять как собаки, изображать птиц или танцевать стриптиз. Распространена точка зрения о том, что, если человек попадет под воздействие гипноза некой авторитетной фигуры, подобной Свенгали[*], то он

---

[*] Герой романа Джорджа дю Морье «Трилби» (1894), музыкант, владеющий гипнозом. — *Примеч. ред.*

непременно станет открытым для любого внушения, потеряет всякий контроль над собой и будет делать все, что ему прикажут.

Но до какой степени загипнотизированный человек действует по принуждению? Может ли он сопротивляться гипнотическому внушению? Насколько силен так называемый «эффект Свенгали»?

Значительная часть исследований указывает на то, что большинство, если не все, *могут* сопротивляться внушению, что человек под гипнозом, вероятно, подчиняется добровольно и «эффекта Свенгали» на самом деле не существует. Однако есть и другое мнение.

В бесчисленных экспериментах, проводимых в течение многих лет, проверялась способность человека сопротивляться гипнотическому воздействию. В конце 1920-х гг. выяснилось: люди, до сеанса гипноза говорившие себе, что смогут сопротивляться внушению, если решат это сделать, действительно добивались успеха[4, 5]. Но в одном исследовании 1940 г. эти выводы не подтвердились[6].

В 1963 г. 12 человек прошли испытания на сопротивление двум гипнотическим внушениям. Шесть человек смогли сопротивляться обоим, пять — только одному, а один был не в состоянии сопротивляться вообще[7].

В 1980-х гг. были проведены эксперименты с целью выяснить, может ли человек сопротивляться

внушению, если его подкупить. Людям предлагали
от пяти до ста долларов. Около 60 % смогли оказать
сопротивление. Однако почти 40 % оказались не
способны это сделать, хотя им предложили мак-
симальную сумму — сто долларов. Исследователи
заключили, что «гипнотическому влиянию оказывается полностью подвержено лишь небольшое
число людей»[8].

Судя по всему, одни могут сопротивляться гипнозу, а другие не могут или не хотят. От чего же это
зависит?

Команда ученых из университета Огайо полагает,
что вопрос подверженности гипнозу включает в себя
социальный и психологический аспект. Когда люди
соглашаются на гипноз, они принимают на себя
социальную роль гипнотизируемого. В этой роли
они ведут себя так, как, по их мнению, нужно. Если
человек считает, что «правильно» сопротивляться
внушению, он способен ему сопротивляться. Однако
если он полагает, что сопротивление с социальной
точки зрения неправильно, оно оказывается невозможным.

Таким образом, загипнотизированный человек
может поставить себя в глупое положение перед
аудиторией лишь потому, что верит: в таких обстоятельствах подобное поведение является социально
приемлемым. Он не стал бы валять дурака, если бы
считал, что в данной ситуации не стоит так себя
вести.

Отсюда можно сделать вывод, что роль загипнотизированного не отличается от роли супруга, родителя, работника, избирателя или от любой другой социальной роли. Основная мысль такова: люди предпринимают действия, общественно приемлемые с их точки зрения. Совершение преступления под гипнозом возможно только в теории, поскольку в этом случае нарушается слишком много социальных норм.

Ученые из Огайо предполагают, что, как минимум, по двум причинам поведение под гипнозом скорее добровольное, чем вынужденное. Во-первых, человек сам решает, подвергаться ему гипнозу или нет.

Во-вторых, на основании лабораторных исследований выяснилось, что люди в наше время считают сопротивление любому гипнотическому внушению вполне приемлемым социальным поведением, а потому выбирают именно его. Группа ученых приходит к заключению, что

*...гипнотические реакции имеют все характеристики поведения, которое обычно определяется как добровольное. Они сознательны, направлены к цели, регулируются намерениями человека и могут постепенно изменяться для лучшего достижения поставленных задач[9].*

Как ни странно, в итоге именно мы контролируем собственные действия, даже находясь под гипнозом. Сила Свенгали — в каждом из нас[10].

## АХРОМАТОПСИЯ* — ПРОКЛЯТИЕ ЦВЕТОВОЙ СЛЕПОТЫ

Мозг различает цвета, но для этого глаз должен посылать ему правильную информацию. Не определяются цвета только частично. Это является результатом генетического дефекта клеток сетчатки глаза и чаще встречается среди мужчин, а не женщин. В среднем один из двадцати мужчин страдает от неспособности различить красный и зеленый цвета (наиболее распространенная форма данного заболевания). Полная цветовая слепота — другое дело. Ее называют ахроматопсией. Причина этого явления кроется в генетических нарушениях. Ахроматопсия встречается очень редко и затрагивает лишь одного из 30—40 тыс. человек. Исключением являются коренные жители Пингелапа, крошечного атолла среди тихоокеанских островов. Почти все они страдают врожденной ахроматопсией из-за большого числа внутрисемейных браков, возникающих вследствие изоляции атолла. В результате на Пингелапе возникло общество, не различающее цветов[11].

---

* Дальтонизм. — *Примеч. ред.*

## ЗАБУДЬТЕ ОБ ЭТОМ

Все клетки нашего тела постоянно обновляются, но только не клетки мозга. Почему? Это очень просто: если бы клетки мозга обновлялись, мы бы утрачивали свои воспоминания. Можно потерять клетки кожи, печени, костной ткани, но если вы теряете клетки головного мозга, то просто забудете обо всем![12]

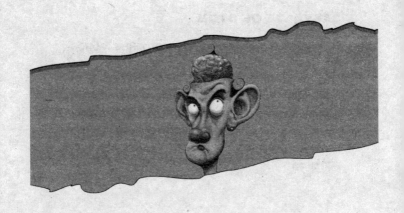

# Глава 18

# Клеп**томания**

## жадный мозг, или Когда вы просто обязаны это иметь!

Услышав о закате какой-нибудь голливудской кинозвезды или жене политика, арестованной в магазине за мелкую кражу, мы обычно усмехаемся. Но для улыбки нет причин, потому что эти и многие другие люди на самом деле могут страдать от клептомании.

Этим термином называют абсолютную неспособность сопротивляться стремлению воровать предметы, не нужные для личного пользования или не представляющие ценности.

То, что происходит в мозгу клептомана, непонятно и любопытно. Однако еще интереснее тот факт, что устойчивое желание воровать полностью или частично исчезает при лечении антидепрессантами. Именно такое удивительное открытие сделали шесть психиатров из Гарвардского университета[1, 2].

Гарвардские исследования удивительны по нескольким причинам, и не последней из них является развенчание мифов о клептоманах. К примеру, ученые установили, что у клептоманов реже встречаются навязчивые неврозы, вызывающие непреодолимое стремление к кражам, но они чаще страдают от общих расстройств настроения, алкоголизма, анорексии и булимии. Было выявлено, что многие клептоманы испытали серьезные потрясения, такие как психическое или сексуальное насилие, внезапная смерть близких, потеря дома из-за пожара или автомобильная авария, повлекшая чью-то смерть. Ученые предполагают, что такие события могут послужить причиной возникновения клептомании.

Обнаружено, что клептоманы страдают от нехватки серотонина, влияющего на настроение. Исследователи полагают, что восстановление нормального уровня серотонина путем приема антидепрессантов может смягчить симптомы клептомании.

Другие эксперименты подтверждают эту точку зрения. К примеру, психиатры из Института психического здоровья в Сингапуре сообщили, что пациент, «не поддававшийся поведенческой терапии, психо- и фармакотерапии... успешно вылечился серотонинергическим агентом флювоксамином»[3].

Когда ученые из Гарварда решили больше узнать о клептомании, они удивились, обнаружив, что об этом явлении известно довольно мало. Хотя психология и медицина, равно как и общество, в целом представляют, что такое клептомания, в психиатрической литературе эта тема была практически не освещена. В Гарварде попытались изучить заболевание, сравнив жизнь и историю лечения нескольких больных. Выбор остановили на 20 клептоманах из бостонской больницы Маклина.

Тщательно изучив эти случаи, ученые пришли к выводу: среди клептоманов чаще встречаются женщины, поскольку из 20 пациентов их было 15. В противоположность распространенному мнению, что клептоманами в основном бывают либо молодые, либо пожилые люди, исследователи обнаружили, что большинству больных чуть за тридцать. Хотя обычно они пользовались похищенными предметами, но иногда и просто собирали их. Интересно, что клептоманы нередко возвращали похищенное[1].

Оказалось, что все 20 клептоманов страдали «серьезными расстройствами настроения». Шестнадцати из них был поставлен диагноз тревожного расстройства, а 12 — пищевого расстройства.

Большинство расстройств настроения — это нарушения психики; их часто сопровождает алкоголизм или зависимость от каких-либо веществ, панические атаки, антиобщественное поведение и пищевые расстройства, к примеру нервная анорексия или булимия.

Нервную анорексию иногда называют заболеванием Карен Карпентер, по имени одной американской певицы, скончавшейся от него в 1983 г. Среди симптомов — крайнее истощение и слабость из-за длительного отказа от еды и непомерного страха растолстеть. Анорексия вызывает такие проблемы, как нарушение менструального цикла у женщин, и различные психологические отклонения, связанные с неадекватным восприятием своего тела.

Булимия отличается от нервной анорексии главным образом тем, что за голоданием следует период активного потребления пищи. К булимии относят следование строгой диете, выполнение изнуряющих физических упражнений, вызывание рвоты, злоупотребление слабительными и мочегонными средствами. В крови Карен Карпентер была обнаружена почти критическая доза сиропа ипекакуаны, опасного в больших количествах, но часто используемого в тех случаях, когда нужно срочно вызвать рвоту.

Ученые Гарварда полагают, что на основании их исследования клептоманию следует относить к навязчивым неврозам, общим расстройствам настроения и пищевым расстройствам. Ученые считают, что болезнь может быть вызвана психологическими проблемами или нарушениями химических процессов в организме.

Ни при каких обстоятельствах клептоманов нельзя винить или считать преступниками. Скорее всего, виновато искаженное сознание или сам мозг. Жертва совершает кражи, но, по сути, не является вором[4].

---

## КЛЕПТОМАНИЯ ИЗ-ЗА КРОВОТЕЧЕНИЯ В МОЗГЕ

Хотя такое случается нечасто, травма головы тоже может вызвать клептоманию. В 1994 г. два немецких врача сообщили о 47-летней женщине из Ганновера, у которой после кровоизлияния в мозг начала развиваться клептомания. Раньше женщина была в состоянии контролировать свои порывы и не воровала. Однако после травмы, несмотря на остановку кровотечения, повреждения в базальном переднем мозге превратили ее в клептоманку с неуправляемым стремлением воровать, не поддающимся медикаментозному лечению[5].

## КОГДА СТАРЕНИЕ ЛЕТАЕТ В ВОЗДУХЕ

Уязвимость белка мозга к атакам высокоактивных свободных радикалов кислорода определяет, как быстро мозг стареет. Парадокс состоит в том, что кислород, позволяющий нам жить, может становиться разрушителем — изменять или уничтожать клетки. Исследователи из университета Северного Техаса обнаружили, что в мозге старых мышей значительно больше протеинов, повреждённых кислородом, чем у молодых мышей[6].

## КРАТКИЙ ИНСУЛЬТ

Преходящая ишемическая атака (ПИА) — это состояние, при котором временно нарушается поставка крови в мозг. Симптомы этого явления похожи на признаки инсульта и обычно длятся от двух до тридцати, но не более, минут. Другими словами, происходит краткий инсульт. Наиболее распространённой причиной ПИА является крошечный сгусток крови или жира (эмбол), появившийся в кровеносном сосуде. К сожалению, около трети страдающих от ПИА оказываются жертвами настоящего инсульта в течение пяти лет после первого приступа. Вот и вся история[7, 8].

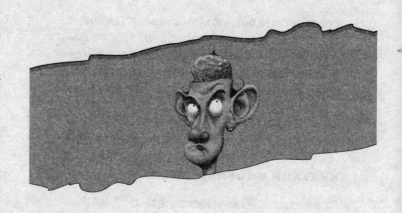

# Глава 19

# **Отравленный мозг:**

## Болванщик и безумие
## Исаака Ньютона

Великий ученый Исаак Ньютон, Болванщик из повести «Алиса в Стране чудес» и японские дети, рождавшиеся больными в 50-х гг. XX в., — чем они могут быть связаны?

Исаак Ньютон (1643—1727), математик, физик и натурфилософ, считается одним из величайших ученых всех времен. Он был знаменит в свое время, как и теперь, являясь одним из самых авторитетных ученых в истории науки. Благодаря Ньютону у нас есть три закона механики (законы Ньютона), закон тяготения, теория движения небесных тел, дифференциальное и интегральное исчисления (разработанные наряду с философом Готфридом Вильгельмом Лейбницем) и другие открытия.

Однако немногие знают, что дважды в своей жизни Ньютон «сходил с ума». У него случались длительные периоды необычного и даже пугающего поведения. Он страдал от жестокой бессонницы, крайней чувствительности в личных отношениях, потери аппетита, мании преследования, сложностей с памятью и ухудшения мыслительной деятельности. Возможно, сегодня мы назвали бы состояние Ньютона пограничным расстройством личности.

Хотя ум его не помутился навсегда, он пережил два эпизода «безумия». Однако самым странным является то, что Ньютон, судя по историческим свидетельствам, сам спровоцировал свое расстройство. Оно появилось вследствие напряженной работы.

Первый период «помешательства» длился у Ньютона большую часть 1677 и 1678 гг. Второй начался в 1693 г. и получил широкую огласку, поскольку тогда Ньютон уже был знаменит.

Так что же произошло с мозгом ученого?

За многие годы его биографы выдвинули множество теорий, объяснявших случившееся. Причиной «безумия» называли психологическую травму от смерти матери, депрессию из-за пожара, уничтожившего важные бумаги, нервное истощение после написания труда «Математические начала натуральной философии» (1687), неудачную попытку занять в Лондоне желаемую должность, чрезмерный религиозный пыл, тревогу из-за проблем в Кембриджском университете. Все это, конечно, крайне интересно, но по сути неверно.

Существует прекрасное доказательство того, что истинная причина безумия ученого значительно проще — он отравился ртутью.

В 1970-х гг. при изучении записей Ньютона обнаружилось, что незадолго до появления первых признаков безумия он проводил множество химических опытов[1]. Экспериментировал с серой, нашатырем, серной и азотной кислотами, мышьяком, медью, свинцом и некоторыми другими веществами. Основным ингредиентом его смесей была ртуть.

Ньютон нагревал металлы, руду или соли и дышал парами, которые чрезвычайно токсичны, как мы сегодня знаем. Во время некоторых экспериментов ученый даже пробовал тяжелые металлы на вкус. Более того, он часто спал в своей лаборатории, не покидая ее в течение многих недель. Таким образом, Ньютон, скорее всего, отравился в ходе собственных опытов.

Невролог доктор Гарольд Клэванс утверждает, что у великого исследователя наблюдались симптомы ртутного отравления, описанные в современных учебниках по токсикологии, и делает вывод: «1) Ньютон долго подвергался воздействию паров ртути; 2) клиническая картина поведения Ньютона, включая данные по неврологии, соответствует отравлению ртутью»[2].

История подобных отравлений достаточно любопытна. До конца XIX в. в Европе и Америке ртуть использовалась в качестве средства для придания жесткости фетровым шляпам. У рабочих, занятых в шляпной индустрии, часто наблюдались дрожь, помрачение ума, потеря памяти и вообще странное поведение. Эта дрожь называлась «безумный шляпник» в Великобритании и «озноб Дэнбери» в США (в Дэнбери, штат Коннектикут, находился большой завод по изготовлению шляп). В «Алисе в Стране чудес» (1865) прототипом Болванщика стал знакомый Льюису Кэрроллу шляпных дел мастер, чье душевное заболевание практически наверняка было следствием ртутного отравления.

В 1950-х гг. японский химический завод, использовавший неорганическую ртуть, сбрасывал промышленные отходы в залив Минамата. Часть ртути перед разгрузкой преобразовывалась в метиловую ртуть. Она быстро попала в планктон и рыбу, которой питались люди; в результате 2900 человек оказались отравлены, а 46 из них умерли. У беременных женщин случались выкидыши или дети рождались с аномалиями, например с деформированным телом, повреждениями мозга, нарушением координации движений и сенсорными нарушениями.

По словам доктора Минору Инуе, главы Национального института Минамата и ведущего специалиста по ртутным отравлениям,

*... более 2900 человек отравились заражённой рыбой. У них возникали симптомы сужения зрительного поля, сенсорные нарушения, атаксия [расстройство моторики] и многое другое. Более 60 детей подверглись воздействию ртути в пренатальный и неонатальный периоды развития, поскольку их матери ели отравленную рыбу. Были зафиксированы многочисленные случаи выкидышей. У отравленных детей наблюдались нарушения моторики, напоминающие церебральный паралич, и задержка умственного развития. В двух случаях мозг детей был не полностью развит, имелись более распространенные нейронные повреждения, чем у взрослых. Эксперименты подтверждают, что мозг плода подвергается изменениям на ранней стадии беременности и на поздней стадии происходит нейронная дегенерация. Нейроны плода более уязвимы для метиловой ртути, чем нейроны матери[3].*

Время от времени происходят и другие экологические катастрофы, связанные с ртутью. В 1971 г. в Ираке 459 человек умерли и 6530 были госпитализированы после того, как они съели отравленную ртутью крупу. В 1980 г. в Аргентине от 7 до 10 тысяч младенцев подверглись действию фенилртути, из-за того что это вещество использовалось в качестве фунгицида для пеленок. В 1990 г. во время выборочной проверки отделом здравоохранения города Колумбус (штат Огайо) уровень ртутных испарений в одной жилой квартире оказался превышенным в 800 раз по сравнению с нормой[4]. Ребенок, живший в этой квартире, страдал акродинией (от греческого слова, означающего «боль в конечностях»). При акродинии из-за отравления ртутью дети испытывают боль в теле, их кожа воспаляется, покрывается сыпью, появляется раздражительность, замедляется рост, а также возникают и другие симптомы. Часто выпадают зубы, а пальцы на руках и ногах краснеют.

Доктор Т. У. Кларксон из университета Рочестера считает, что церебральный паралич у новорожденных является результатом отравления ртутью, и врачи должны рассматривать его как вероятную причину любого случая паралича, с которым они сталкиваются[5].

Ртуть может выявляться где угодно. Судя по сообщениям, ее обнаруживают во множестве товаров, начиная с китайских лекарств и заканчивая косметическими кремами[6, 7].

В качестве возможной причины отравления ртутью широко обсуждались и ртутные пломбы. Некоторые люди меняли свои пломбы, после того как начинали чувствовать головную боль, замечали изменения в своем поведении и другие симптомы, вызванные, как им казалось, этими пломбами. Однако нет доказательств того, что человеку приносит вред ртуть из пломб. В 1995 г. ученые из университета Кентукки обследовали монахинь в возрасте от 75 до 102 лет и заключили, что «существующие ртутные пломбы не связаны с ухудшением работоспособности, и этот вывод основывается на восьми разных когнитивных тестах»[8].

Тем не менее проблема отравления ртутью действительно беспокоит весь мир. В 1990 г. ученые, собравшиеся на встречу в Швеции, объявили распространяющуюся по воздуху ртуть основным источником ртутного загрязнения окружающей среды планеты. Более того, они предупредили, что концентрация ртути в атмосфере из-за деятельности человека достигла сейчас «опасного уровня по всему миру» и представляет угрозу здоровью общества[4].

Судя по всему, мы должны прилагать все усилия, чтобы очистить окружающую среду и воздух, которым дышим, не давая отходам подниматься в небо. Поскольку, как сказал бы Ньютон, то, что взлетает, обязательно падает.

## ПРИЗРАКИ И МОЗГ

Почему людям кажется, что они видят призраков? Каким образом мозг так заблуждается? Есть версия, что люди видят призраков в пустых домах, потому что вдыхают рассеянные в воздухе споры психотропных грибов, растущих на старых стенах. Мысль эта не нова. Впервые она появилась в 1883 г. в «Журнале джентльмена» («Gentleman's Magazine»)[9].

## БЕРЕМЕННОСТЬ УМЕНЬШАЕТ МОЗГ

Иногда женщины жалуются, что во время беременности их мозг работает хуже, чем обычно. К примеру, у них может снижаться способность к концентрации. Команда британских исследователей нашла этому объяснение: во время беременности мозг женщины сжимается, и ему требуется до шести месяцев, чтобы вернуться к первоначальному размеру. Это неожиданное открытие может помочь объяснить феномен послеродовой депрессии[10].

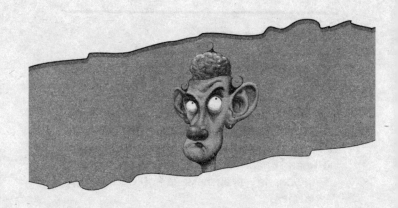

# Глава 20

# Смерто**носный мозг-1**:

## рождение убийцы

Как уже было упомянуто, некоторые считают, что нарушители закона могут получать «„кайф“ от преступления».

А что происходит в голове наиболее жестоких преступников — убийц? Хотят ли эти люди повысить физиологическое возбуждение путем совершения убийства? Можно ли убить ради острых ощущений?

В области психологии и медицины этому нет подтверждений. Поэтому мы не сможем точно определить так называемый смертоносный мозг. Тем не менее исследования продолжаются, и картина еще может измениться.

Начиная с 60-х гг. прошлого века, психологи пытались выявлять у детей ранние тревожные признаки поведения, которое могло указывать на возникновение тяги к убийству впоследствии. Хотя это крайне сложно определить и эксперты никак не придут к единому мнению, детство будущих убийц имеет некоторые общие черты.

В исследовании 1966 г. доктора́ Даниэль Хеллман и Натан Блэкман описывают три типа детского поведения, которое, по их мнению, указывает на вероятность появления у человека тяги к убийству: недержание мочи у детей старшего возраста, любовь к поджогам и жестокость по отношению к животным[1].

По мнению Хеллмана и Блэкмана, недержание мочи свидетельствует об эмоциональных нарушениях, любовь к поджогам говорит об отсутствии уважения к обществу и его правилам, а жестокость к животным означает пренебрежение жизнью и склонность к насилию — необходимые слагаемые для того, чтобы получился убийца. Эти факторы известны как *ранняя сигнальная триада* и являются приметами, до сих пор часто упоминаемыми в научной литературе[1].

В исследовании 1974 г. доктор Блэр Джастис с двумя коллегами выдвигают мысль о том, что сюда необходимо добавить еще четыре фактора: драки с детьми старшего возраста, вспышки раздражения, проблемы в школе, прогулы, а также неспособность находить общий язык с другими. Такое поведение, вполне нормальное и для обычных детей, превращается в проблему, если становится постоянным или гипертрофированным[2].

Джастис с коллегами основывают свои умозаключения на тщательном анализе 1500 случаев актов насилия, описанных в 237 академических журналах. Из них в 188 статьях упоминались симптомы или модели поведения. В дополнение к этому ученые записали 779 интервью с патологически жестокими людьми, а также с теми, кто тесно с ними работает. Кроме того, исследователи рассмотрели описание еще 1055 случаев.

В результате они пришли к выводу, что «драки в детстве чаще всего указывают на проявление насилия в будущем». Исследователи представили ряд иллюстрирующих это утверждение случаев, связанных с особо жестокими заключенными, в детстве которых были «предупреждающие» признаки[2]. Одним из типичных примеров является следующий.

*Дональд, 19 лет, отбывает пожизненное заключение за умышленное убийство*

*и воровство. Судя по разговору
с приходящим преподавателем,
в возрасте десяти лет в школе он был
невнимателен, лгал, два-три раза в неделю
дрался и оскорблял других; наблюдались
довольно серьезные проблемы с чтением,
правописанием и арифметикой. У него
было мало друзей, и большую часть времени
он смотрел телевизор или болтался
в одиночестве. С 10 лет мальчик стал
пропускать школу и окончательно бросил
ее в седьмом классе. Он начал воровать
с шестилетнего возраста[2].*

В исследовании 1983 г. доктор Дороти Льюис с коллегами представили неопровержимое свидетельство влияния на ребенка состояния его здоровья, а также поведения отца и матери[3].

Во-первых, было обнаружено, что отцы преступников часто проявляли жестокость и угрожали убить своих детей или кого-то из окружающих. Кроме того, агрессия отца зачастую была направлена на мать, но могла касаться и братьев, и сестер. В связи с этим в детстве у убийц роль отца отрицательна. Он может покидать дом на продолжительное время или вообще не жить в семье.

Ученые выяснили, что отцы преступников часто страдают алкоголизмом и наркоманией. Многочисленные исследования, проведенные раньше, тоже обнаруживали связь между алкоголем, наркотиками и убийствами.

Во-вторых, исследователи установили, что у матерей убийц часто наблюдаются психические расстройства, они жестоко обращаются со своими детьми. Будущие убийцы нередко являются свидетелями или жертвами насилия в собственном доме.

В-третьих, Льюис и коллеги замечают, что убийцы чаще остальных страдают не только ночным недержанием мочи, но и другими физическими и душевными проблемами, чаще всего припадками. Они могут указывать на множество нарушений, в том числе и на повреждение мозга, которое вызывает стремление к совершению убийства. Если это так, то число юридических вопросов, связанных с ограниченной дееспособностью, значительно увеличивается.

Исследователи обнаружили, что с детства у будущих убийц проявляются постоянные симптомы психозов и социопатии, а также различные неврологические патологии. В детстве они очень часто проявляют суицидальные наклонности. Многие из них пытались покончить с собой, другие лечились или обращались за помощью задолго до совершения первого убийства[3].

В психологической литературе, касающейся не убийств, а других проявлений жестокости, отмечаются похожие ранние признаки.

В 1985 г. доктора́ Стивен Келлерт и Алан Фелт-хаус изучили детскую жестокость по отношению к животным — один из факторов ранней сигнальной триады. Они рассматривали это поведение у трех групп людей: агрессивных преступников (лишь некоторые из них были убийцами), неагрессивных и не преступников. Ученые обнаружили, что жестокость к животным

*...значительно чаще выявляется среди агрессивных преступников, чем у остальных групп... в детстве они подвергались насилию в семье, а их родители нередко страдали алкоголизмом*[4].

В статье 1986 г. доктора́ Джейн Келсо и Марк Стюарт рассмотрели характеристики, предсказывающие появление «расстройства агрессивного поведения»[5]. Они нашли уже знакомое сочетание факторов: «Устойчивое расстройство поведения предваряют различные отклонения в семье, антиобщественные проявления в раннем возрасте, агрессивность, склонность к поджогам»[5]. Они предложили еще один фактор: со склонными к насилию взрослыми в детстве часто происходили несчастные случаи.

В удивительном исследовании 1991 г., предпринятом доктором Аланом Лабеллом и его коллегами, был затронут вопрос, почему по всему миру так быстро растет число убийств, совершенных подростками. «Причины подростковых убийств до сих пор полностью не выяснены», но ученые предполагают, что для понимания этого необходимо взглянуть на семьи детей[6].

Команда исследователей под руководством Лабелла замечает, что возраст «типичного убийцы» — от 20 до 30 лет. Подростками считаются те, кто младше 20 лет. Эта возрастная группа является третьей по количеству убийств среди всех групп преступников. Более того, частота убийств увеличивается по мере взросления человека. Таким образом, шестнадцатилетние совершают убийства чаще пятнадцатилетних, а семнадцатилетние — чаще, чем шестнадцатилетние. Среди детей подобные случаи крайне редки. Убийцы-подростки (как и взрослые) преимущественно мужского пола — примерное соотношение полов здесь составляет 10:1.

Лабелл и другие исследователи замечают, что у тех, кто совершает убийства — будь то взрослые или подростки, — часто не наблюдалось ранее психических заболеваний. Однако ученые говорят о том, что на самом деле душевное заболевание вполне может иметь место, просто не был поставлен диагноз и не проводилось лечение. В результате одного исследования выяснилось, что 89 % взрослых убийц не подвергались ранее психиатрическому лечению или диагностике, однако у 70 % этих людей впоследствии наряду с различными психическими заболеваниями было обнаружено диссоциативное расстройство.

Другие ученые отмечают, что большинство убийц-подростков — шизофреники, психотики и личности, склонные к самоубийству.

Многие специалисты полагают, что у убийц обычно длинная криминальная предыстория. Лабелл и другие считают, что это совсем не обязательно. Из 200 убийц, по их подсчетам, лишь 38 % совершали преступления ранее.

Считается, что у убийц низкий коэффициент интеллекта. Но ученые отмечают, что и здесь выводы не всегда однозначны. Они приводят данные, показывающие, что уровень интеллекта убийц-подростков обычно выше, чем у их законопослушных ровесников. Однако в другом исследовании говорится, что лишь один из семи юных убийц имеет IQ выше 90, то есть на 10 баллов ниже среднего.

Лабелл и его коллеги придерживаются мнения, что взрослые убийцы обычно знакомы со своими жертвами. В одном исследовании говорится, что убийцы и жертвы не знакомы лишь в 15 % случаев. 70 % убийств совершается во время бытовых ссор. Ученые полагают, что «наличие огнестрельного или холодного оружия в доме преступника способствует совершению убийства».

Исследователи упоминают и о широко распространенном мнении, что употребление алкоголя и наркотиков связано с насилием и жестокостью взрослых. Как ни странно, эту связь все же не считают доказанной. К примеру, анализ случаев 621 убийцы, при котором были учтены наркотические пристрастия преступников и их жертв, ученые считают «неубедительным». Они пишут: «Некоторые говорят, что алкоголь иногда влияет на совершение преступления, но не видят разницы в употреблении алкоголя склонными и не склонными к насилию преступниками»[6].

Тем не менее Лабелл и коллеги соглашаются с исследованием, в котором говорится о ранней сигнальной триаде. Но ученые указывают и другие факторы, которые можно внести в этот список: гиперактивность (гиперактивное расстройство с дефицитом внимания), травмы головы и повреждения центральной нервной системы. Команда Лабелла считает необходимым рассматривать эти факторы, поскольку все они связаны с другими видами антиобщественного поведения. Впрочем, исследователи подтверждают и наличие этому противоположных свидетельств.

Однако важнее всего то, что Лабелл с коллегами обнаружили один из наиболее важных факторов, связанных с подростковыми убийствами, — распад семьи.

*В исследованиях случаев совершения убийства взрослыми, подростками и детьми постоянно прослеживается наличие серьезных семейных проблем. Выявляется физическое насилие над*

*ребенком и подростком. Встречаются
как случаи эмоциональной депривации,
драк между родителями и побоев, так
и еще более тяжелые проявления садизма
и сексуального насилия[6].*

Психологи продолжают обсуждать значение детских сигнальных факторов в оценке предрасположенности к совершению убийств. Но, несмотря на отсутствие окончательного распределения их по важности, большинство, если не все, ранних признаков уже найдено. Впрочем, новые открытия могут появиться в любой момент. К примеру, только начинаются исследования биохимических факторов, влияющих на центральную нервную систему. Однажды мы увидим результаты исследований на тему «поиска острых ощущений» и «кайфа от преступления».

Тем не менее совершение убийства — это поступок, постоянно ставящий исследователей в тупик. И так было всегда. Комментируя суд 1920-х гг. над немецким серийным убийцей Фрицем Хаарманом, профессор Теодор Лессинг замечал:

*Мы даже не знаем, не испытывают ли
животные, рвущие друг друга на части,
определенного чувственного удовольствия,
и, когда волк душит ягненка, значит это,
что он его любит или что ненавидит?[7]*

Таким образом, пока общая картина не изменится, у нас остается то, что уже известно психологической науке: чтобы разобраться, почему дети встали на кривую дорожку, надо взглянуть на их семьи[8].

## ВЛИЯЮТ ЛИ ПРИПАДКИ НА МОТИВАЦИЮ УБИЙЦЫ?

Психиатры из Гарвардского университета считают, что небольшой процент людей, совершающих жестокие, необъяснимые убийства, может переживать припадки перед совершением актов насилия. Эти припадки могут временно подавлять внутренний запрет на убийство. Доктор Эннелиз Понтиус считает, что позже, приходя в себя, эти люди пугаются совершенного злодеяния: «Неожиданно они обнаруживают рядом мертвое тело и не понимают, что произошло и почему». Понтиус, работавшая с сотнями убийц, предполагает, что припадки происходят в лимбической системе мозга, вызывая «лимбическую психотическую реакцию»[9].

## МОЗГ-ОБМАНЩИК

Почему рассказы свидетелей часто оказываются противоречивыми? Почему два свидетеля одного и того же преступления дают отличные друг от друга описания, иногда сильно разнящиеся? Израильские исследователи полагают, что знают ответ на этот вопрос: то, что мы видим, может в буквальном смысле зависеть от состояния нашего сознания. Используя чувствительные к напряжению красители, которые подкрашивают стимулированные клетки, израильские ученые проследили за реакцией мозга во время получения различных зрительных стимулов. Было установлено, что мозг по-разному реагирует, когда глаз видит нечто знакомое и когда видит что-то новое. Исследователи обнаружили, что на работу мозга влияют текущие мысли и настроение человека. Если настроение неподходящее, мозг может быть не «готов» воспринимать увиденное так же, как его воспринимает стоящий рядом «подготовленный» человек в другом настроении[10].

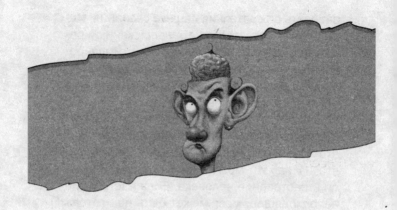

# Глава 21

# Смерто**носный мозг-2**:

## серийный убийца

Что делает человека серийным убийцей? Согласно исследованиям, типичный серийный убийца — это мужчина с сексуальными проблемами, живущий один или с родителем. Он не способен на здоровые сексуальные отношения. Его мотивы вполне банальны — он стремится к сексуальному удовлетворению. Убийство — это просто его способ насиловать жертву. Пытки и убийства его возбуждают[1].

«Я не видел ни одного серийного убийцы, у которого не было бы сексуальной мотивации, — утверждает Роберт К. Ресслер. — И я никогда не видел серийного убийцу, живущего в счастливой семье или имеющего длительные отношения с женщиной».

Ресслер — бывший агент ФБР и, возможно, один из лучших в мире специалистов по психологии серийных убийц. В 1970-х гг. Ресслер ввел термин «серийный убийца» и стал пионером в разработке психологических характеристик серийных убийц в Академии ФБР в Квантико, Вирджиния.

В книге «Всем, кто сражается с монстрами» Ресслер пишет, что серийными убийцами не рождаются, а становятся[2]:

«У всех серийных убийц схожая история детства. Мать их не любит, отец жесток или его вообще нет. Во многом поэтому им так никогда и не удается отличить правильное от неправильного». Часто отец покидает семью после того, как ребенок становится жертвой психологического, физического или сексуального насилия. Подобное отношение может проявлять и мать. По мнению Ресслера, «если такие дети не получают помощи от братьев или сестер, школы и общественных служб, они превращаются в одиноких, необщительных подростков. А в итоге оказываются одержимыми ненормальными сексуальными фантазиями».

Исследования говорят о том, что эти фантазии обычно сильно мотивируют серийных убийц. В поведении преступников еще в детстве наблюдаются чрезмерное погружение в мечты, навязчивая мастурбация, крайняя самоизоляция, привычка лгать, прогулы в школе, непослушание, воровство и жестокость по отношению к людям и животным.

По свидетельству нью-йоркского судебного патолога доктора Джона Хейса-младшего, многие серийные убийцы обладают невероятной хитростью и владеют разнообразными приемами завлечения будущих жертв. Это могут быть деньги, обещание хорошо повеселиться или даже предложение работы. По мере совершения все большего числа убийств они усложняют свои методы, а также способы избежать ареста.

Хейс отмечает, что у серийных убийц есть определенные модели, которые открываются в ходе полицейского расследования. К примеру, все убитые женщины могут иметь общее происхождение или определенное сходство. Иногда такие женщины напоминают ту, отношения с которой у убийцы не сложились. До и после убийства часто осуществляются ритуальные действия. Такая «подготовка» может занимать часы и даже дни.

Тем не менее, по мнению Ресслера, «ключ к разгадке убийцы (если он вообще существует) лежит в сексуальной природе их действий». Ресслер побеседовал более чем с сотней особо опасных преступников. Он утверждает, что «как мужчины они были неполноценны, то есть не способны вступать в сексуальный контакт и поддерживать его, они компенсировали свою неспособность убийствами».

Хейс добавляет, что само по себе серийное убийство может являться извращенным способом достижения того, чего большинство из нас достигает нормальным путем. К примеру, серийные убийцы, которые любят душить свою жертву, считают, что чувствуют при этом некую «близость» с ней в момент смерти.

Ресслер вспоминает в своей книге двадцатилетнюю работу в ФБР и позволяет нам взглянуть изнутри на случаи, когда он помогал полиции в розыске, воссоздавая психологические характеристики убийц. Он описывает личные встречи с многочисленными заключенными, в том числе с Джеффри Дамером, Чарлзом Мэнсоном, Тедом Банди и Дэвидом Берковицем, известным как Сын Сэма.

Ресслер полагает, что «даже вопиющее, невообразимое преступление не является уникальным и поддается пониманию. Любой тип убийств уже встречался раньше, и если его правильно проанализировать, то можно хорошо понять и предсказать поведение [преступника]».

Ресслер разделяет серийных убийц на два типа: неорганизованные и организованные.

Неорганизованные убивают спонтанно, часто того, кто просто попал под руку. Они делают это быстро, зачастую не совершая полового акта, и редко пытаются замести следы.

Организованные убийцы планируют свои преступления детально, охотятся за определенными жертвами и часто используют один и тот же трюк, чтобы заманить свою добычу в сети. Организованные убийцы любят прибегать к средствам, ограничивающим движение, таким как наручники или веревки. Обычно они убивают медленно, затем тщательно избавляются от тела, часто оставляя себе какие-нибудь вещи или части жертвы в качестве трофея.

В книге Ресслера приводятся беседы с серийными убийцами. Читателю предлагается непосредственно взглянуть на варварски искаженное сознание. К примеру, Дэвид Берковиц рассказывал Ресслеру, что ему нравилась известность, и в 1970-х гг. он возвращался к убийствам людей лишь после того, как СМИ начинали строить предположения, будет он продолжать это делать или нет.

Ричард Трентон Чейз, «вампир-убийца», от рук которого в 1970-х гг. в Сакраменто погибло шесть человек, говорил, что выбирал жертв, просто идя по улице и ища незапертую дверь. Ресслер спросил у Чейза, почему, если дверь оказывалась запертой, он ее не взламывал? Чейз ответил: «Если дверь заперта, значит, вас там не ждут».

В тех же 1970-х гг. Эдмунд Кемпер убил и обезглавил восемь женщин в округе Санта-Крус. Он рассказывал, что ему нравилось посещать свою ненавистную мать, когда в багажнике его машины лежало мертвое тело. Он даже закопал голову одной из жертв под окном материнской спальни.

Как это ни удивительно, Ресслер не поддерживает смертную казнь в качестве наказания для серийных убийц. Он считает, что их надо приговаривать к пожизненному заключению и все это время изучать. Ресслер сомневается, что кто-то из них может быть реабилитирован:

> *Они никогда не знали, как общаться с другими людьми; маловероятно, что основам межличностных отношений они научатся в тюрьме. Превращение злых, обиженных, агрессивных людей в чувствующих и способных интегрироваться в общество — практически невыполнимая задача[2].*

Тем не менее, несмотря на отталкивающие преступления, психологи и психиатры расходятся во мнении, являются ли серийные убийцы безумцами. К примеру, доктор Джоан Ульман, медицинский психолог из Чикагского университета, присутствовавшая на процессе Джеффри Дамера, приводит в пример слова психиатра, высказывавшегося против оправдания Дамера невменяемостью:

*Дамер доказал свою вменяемость тем,
что вспоминал о презервативе перед
совокуплением с мертвыми телами или
их отсеченными частями. Психиатр
подтвердил: способность Дамера
откладывать удовлетворение, а также
умение контролировать свои порывы
доказывают, что он мог подчинять свое
поведение социальным нормам[3].*

Но для большинства совершаемое серийными убийцами настолько ужасно, что можно понять сомнения по поводу того, действительно ли эти создания
являются людьми или это какие-то невероятные
мутанты.

«Каннибал» Ганнибал Лектер (его роль исполняет
Энтони Хопкинс) в фильме «Молчание ягнят» говорит офицеру Клариссе Старлинг (Джоди Фостер):

*Со мной ничего не произошло, офицер
Старлинг. Это я произошел. Вы не можете
свести мою личность к набору влияний.
Пусть о добре и зле рассуждают бихевио-
ристы. Вы на всех надеваете штанишки
добродетели — ничто не является ничьей
виной. Посмотрите на меня, офицер
Старлинг. Можете ли вы утверждать, что
я зло? Я — зло?[4]*

## ФИЛЬМЫ В ГОЛОВЕ

Большинство полагает, что все, видимое нами, каким-то образом превращается в единое внутреннее кино. Однако исследователи говорят, что зрение больше похоже на мультиплексный кинозал, где каждый экран показывает немного другую версию того же фильма. Различные области мозга выполняют в зрительном процессе разную работу[5].

## ГАРПУН ПРОБИЛ МОЗГ, НО ЧЕЛОВЕК ВЫЖИЛ!

Водолаз из Мельбурна случайно прострелил себе лоб из гарпунного ружья и выжил. Зазубренный гарпун едва не пробил ему правый глаз и на две трети проник в мозг. Врачи провели почти три часа, вытаскивая гарпун из Ван Хо Фама, 33-летнего жителя Милл Парк в Виктории. По мнению нейрохирурга доктора Грэма Брезенора, мистеру Фаму невероятно повезло, что он не страдал от долгих негативных последствий, как бывает при такой травме[6].

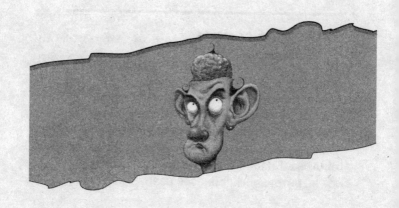

## Глава 22

# Навязчивый невроз:

## когда вы зависите от ритуалов

Что происходит в мозге человека, когда сознание начинает зависеть от ритуалов — ритуалов
навязчивого невроза?

Невроз навязчивых состояний (ННС) — это состояние, при котором человек обретает спокойствие,
лишь когда постоянно повторяет определенные
действия. ННС обычно незаметен, может принимать
разные формы. Часто он отравляет существование

человека, который мог бы вести совершенно нормальную жизнь. Из-за ННС положение серьезно ухудшается, человек теряет способность выполнять простейшие повседневные дела.

Неврозы возникают у кого угодно в любом возрасте. Вы или ваш сосед можете страдать от одного или нескольких неврозов, даже не подозревая об этом. Однако, несмотря на всесторонние исследования на протяжении вот уже многих десятков лет, наука по-прежнему пребывает в недоумении относительно ННС. А люди продолжают страдать, иногда в течение всей жизни.

Один из ведущих специалистов в области ННС — доктор Джудит Рапопорт, глава факультета детской психиатрии Национального института психического здоровья в Вашингтоне. По мнению Рапопорт, существует три основные формы ритуалов ННС: проверка, тщательность и мытье.

*Проверки* связаны с контролированием электроприборов, дверей, окон и замков, они совершаются иногда десять, двадцать или сто раз подряд. Люди повторяют действия, часто очень странные, не обращая внимания на беспокойство окружающих. Ритуалы *тщательности* относятся к достижению симметрии — иногда на это уходят часы. К примеру, шнурки должны быть аккуратно завязаны, брови — одинаковой формы, едва ли не до волоска. Однако большинство страдающих ННС осуществляют ритуалы *мытья*. Они считают, что нужно постоянно мыть все вокруг. При этом на вещах может не быть грязи, а люди прекрасно осознают, что мыли их всего несколько минут назад.

В своем исследовании «Мальчик, который не мог не мыться» Рапопорт пишет:

*...все эти проблемы имеют общий источник: вы неспособны доверять обычному здравому смыслу, не верите собственным глазам (тому, что предмет чистый) и не можете быть уверены, что дверь действительно заперта. Вы знаете, что не сделали ничего дурного, но, несмотря на здравый смысл, просто вынуждены постоянно все проверять или подсчитывать. Вы не можете освободиться от этой мысли. Навязчивое желание постоянно возвращается, и вы спрашиваете себя: «А не ошибся ли я? По-моему, что-то здесь все же не так». Трагично и поразительно непреодолимое стремление повторять маленькие, личные или сложные, бросающиеся в глаза, странные и иррациональные ритуалы. Такова природа навязчивости.*

Термин «невроз навязчивых состояний» возник потому, что большинство специалистов выделяют в этом типе невроза болезненное влечение и невозможность ему сопротивляться. Болезненное влечение — это устойчивая идея, импульс или образ, внедряющийся в сознание человека и приводящий его в состояние стресса; оно требует много времени, нарушает привычный ход вещей, уничтожает карьеру и мешает установке контакта с людьми. Человек знает, что это влечение существует лишь в его сознании, и крайне этим обеспокоен. Он старается игнорировать, подавлять влечение, переключаясь на другие мысли, чувства или действия. Навязчивость или навязчивое поведение — это повторяемый, целенаправленный, намеренный акт, выполняемый в ответ на болезненное влечение. Таким образом, навязчивость и болезненное влечение образуют единое целое — ННС.

Болезненное влечение отличается от бреда, поскольку в состоянии бреда человек верит, будто ему навязывают что-то извне. При ННС он зачастую сопротивляется своей одержимости, изо всех сил пытается противостоять навязчивому поведению, но напряжение растет и накапливается до тех пор, пока в конце концов человек не сдается.

У литературного титана Сэмюэла Джонсона (1709—1784) ННС проявлялся в том, что он считал ступеньки и шаги. В «Жизни Сэмюэла Джонсона» (впервые опубликованной в 1791 г.) Джеймс Босуэлл сообщает, что не раз наблюдал, как Джонсон внезапно останавливался во время ходьбы,

*...а затем начинал с неподдельной серьезностью считать свои шаги; когда же он пропускал шаг или совершал в этом магическом действии ошибку, то возвращался обратно, занимал подходящую для начала церемонии позу и, проделав ритуал до конца, утрачивал рассеянность, оживлялся и присоединялся к своим спутникам.*

По мнению Рапопорт, «Босуэлл чувствовал, что эти привычки носили «навязчивый характер»», и его описание «предвосхищало зарождающийся интерес к навязчивости и одержимости»[1].

Заметным невротиком нашего столетия был, по всей вероятности, промышленник, авиатор и кинопродюсер Говард Хьюз. После романов с некоторыми блестящими женщинами 30—50-х гг. XX в. к концу своей жизни Хьюз превратился в полного затворника. Он отгородился от внешнего мира, одержимый мыслью о том, что может испачкаться. Он почти наверняка страдал от фобии заражения и спермафобии (см. главу «Фобии»). Все бумаги и пищу ему приносили слуги, одетые в хирургические маски и специальные перчатки. Это делалось для того, чтобы никто не притрагивался к предметам, которых касался он. В итоге навязчивые ритуалы очищения начали отнимать у него весь день. Рапопорт с печалью пишет:

*...парадоксальным образом к концу жизни Хьюз превратился в немытого, неопрятного человека с грязными, спутанными волосами, тощей бородой и ногтями такой длины, что они начали загибаться. Он либо ходил голышом, либо надевал лишь кальсоны. Скорее всего, ритуалы купания и ухода за собой стали у Хьюза настолько навязчивыми, что он уже не мог о себе позаботиться.*

Навязчивые идеи певца Майкла Джексона известны довольно хорошо. Как и Хьюз, он, по всей вероятности, боится микробов и живет уединенно, если не считать времени, проводимого на гастролях. Он спит в кислородной барокамере, хотя это может навредить его сердцу и легким. Возможно, это произошло по причине его паники из-за подозрения на сердечный приступ в 1990 г. Он ест строго ограниченный набор продуктов и требует готовить их в точном соответствии с его инструкциями. Одержимый мыслью о совершенном теле, Джексон чрезмерно голодает и упражняется. Считается, что он помешан на пластической хирургии, а отбеливание кожи решил сделать из-за витилиго. Витилиго — это заболевание, при котором с кожи исчезает пигмент, в результате чего появляются белые пятна[2].

Может быть, Джексон страдает от разновидности синдрома Мюнхаузена. Это «надуманное расстройство», которое психиатры называют «зависимостью от врачей»[3].

Но хотя Джексон может быть помешан на идеальном теле, его, как известно, интересовали и аномалии. В 1980-х гг. Джексон пытался приобрести скелет Джона Меррика, «человека-слона», известного в викторианском лондонском обществе.

Его приводят в восторг опасные существа, такие как тарантулы и змеи, и животные вообще. Внимание к детям, постройка частного Диснейленда, где можно побыть ребенком, едва ли не фанатичное поклонение Питеру Пэну (Джексона иногда называют Питером Пэном поп-музыки») — все это указывает на то, что человек «балансирует» на тонком канате многочисленных навязчивых состояний[4].

Многие знают о трагической одержимости голливудского режиссера Питера Богдановича своей бывшей возлюбленной, моделью журнала «Плейбой» и восходящей кинозвездой Дороти Стрэттон. После того как Стрэттон убил ревнивый муж, Богданович женился на ее младшей сестре, оплачивал ей уроки актерского мастерства и танцев и убедил пройти ряд хирургических операций, чтобы девушка стала зеркальным отражением своей убитой сестры[5].

Еще один голливудский режиссер, Алфред Хичкок, знаменит своими триллерами и саспенсами*. Одна-

---

* Применительно к кинематографу саспенс — художественный эффект, вводящий зрителя в продолжительное тревожное состояние. — *Примеч. ред.*

ко не менее хорошо его знают из-за преклонения перед блондинками, которые играли в его фильмах главные роли. Среди них — Ингрид Бергман, Грейс Келли, Ким Новак, Ева-Мэри Сент и Типпи Хедрен. Считается, что у Хичкока было психическое расстройство, известное как скопофилия (стремление к достижению сексуального удовлетворения через подсматривание). Историки кино полагают, что именно поэтому он настаивал, чтобы в его фильмах ведущих актрис соблазняли или насиловали, когда он наблюдал за ними в камеру. Актриса Вера Майлс ушла от режиссера именно по этим причинам; то же сделала и Одри Хепберн (редкая для фильмов Хичкока брюнетка).

Самые разные психиатрические проблемы описаны в фильмах Хичкока: «Марни» (клептомания), «Исступление» (серийные убийства), «Головокружение» (страх высоты, эротомания — навязчивое преследование другого человека), «Птицы» (зоофобия), «Психо» (убийство, трансвестизм, фетишизм), и это лишь несколько примеров. Его собственное расстройство, скопофилия, отлично показано в фильме «Окно во двор».

Большинство психологических исследований, касающихся навязчивых состояний, затрагивает тему сексуальных неврозов. В 1886 г. немецкий психиатр Ричард фон Крафft-Эбинг шокировал добропорядочную публику книгой «Сексуальная психопатия». Возможно, лучше, чем кто-либо до или после него,

Краффт-Эбинг описывает сексуальные отклонения своих современников. По мнению британского писателя Колина Уилсона,

> ...самым удивительным в этой книге является количество описанных там сексуальных отклонений. Прочитав с десяток случаев, читатель начинает полагать, что улицы Берлина или Вены XIX в. были наполнены садистами, мазохистами, вуайеристами, фетишистами и трансвеститами[6].

Конечно, книга стала невероятным бестселлером, но в результате Краффт-Эбинга исключили из Британской медико-психологической ассоциации.

Навязчивые идеи большинства людей остаются их личным делом и обычно не касаются никого вне круга семьи, близких друзей и врачей, если только человек не нарушает закон. Однако, если речь идет о знаменитостях, зачастую сложно ограничиться кругом близких. У публики ненасытный аппетит на странности поведения богатых и знаменитых. Можно сказать, что публика помешана на помешательствах звезд.

О причинах ННС известно мало. Хотя обычно он возникает в подростковом возрасте, но может проявляться и гораздо раньше. Рапопорт пишет:

*Я видела двухлетнего ребенка, который часто ходил вокруг крышек люков; десять лет спустя он не мог посещать школу из-за странного навязчивого стремления рисовать букву «О»! Как возникает такое поведение — тайна, но оно указывает на некоторую врожденную поведенческую программу, дающую сбой при заболевании[1].*

ННС поражают и мужчин, и женщин и могут длиться месяцы, годы, десятилетия или всю жизнь. Симптомы у детей и взрослых бывают очень схожи. У большинства страдающих ННС проявляется более одного симптома, и обычно больные как можно дольше пытаются скрыть свои проблемы. Сила невроза со временем может как расти, так и уменьшаться. Осложнениями могут стать депрессия и наркотическая зависимость.

Ученые продолжают изучать физиологию мозга людей с ННС. К примеру, в определенных структурах их мозга обнаружен ненормально быстрый метаболизм. Небольшие участки мозга с невероятной скоростью поглощают энергию. Были найдены места, где этот процесс происходит быстрее всего — базальные ганглии и хвостатое ядро[7, 8].

На основе результатов магнитно-резонансной томографии исследователи предположили, что при болезни могут быть затронуты и другие отделы мозга. Также они утверждают, что у страдающих ННС по сравнению с контрольной группой мозг меньшего размера[9].

Однако от ННС можно избавиться. Подходы к лечению с каждым годом совершенствуются. По мнению доктора Фредерика Тоутса, теперь результат лечения едва ли не каждого пациента оказывается положительным[10].

Прежде в крайних случаях ННС использовалась психохирургия. Но, как мы знаем сейчас, такие операции имеют ужасные последствия. Первой пациентке Рапопорт в результате сделали лоботомию (у нее был ННС). Рапопорт пишет: «Сэл сделали операцию и вылечили — в некотором смысле»[1].

Большинство стратегий современного подхода к лечению ННС заключаются в изменении поведения и лекарственной терапии. Изменение поведения может состоять в работе пациента с источником навязчивости, создающим болезненное влечение. К примеру, врач, заставив спермафоба расслабиться, несколько раз пожимает пациенту руку, не надевая перчаток, а затем не позволяет ему ее вымыть. Лекарственная терапия чаще всего включает антидепрессанты: флювоксамин, флюоксетин и особенно кломипрамин.

В январе 1990 г. Управлением по санитарному надзору за качеством пищевых продуктов и медикаментов США кломипрамин был одобрен в качестве лекарства для людей с ННС. В 1993 г. его одобрил Австралийский национальный совет здоровья и медицинских исследований. Кломипрамин усиливает способность мозга использовать серотонин — один из нейромедиаторов, позволяющих нервным клеткам взаимодействовать между собой.

Однако, как говорит специализирующийся на лечении ННС Алан Рингольд, психиатр из Стэнфордского университета, чьи исследования помогли достичь одобрения кломипрамина, «несомненно, очень скоро это лекарство будет заменено чем-то значительно более эффективным»[1].

К сожалению, пациентам с серьезными случаями ННС не стоит рассчитывать на быстрое излечение; скорее всего, им придется лечиться до конца жизни[11—13].

Таким образом, пока методы врачей не усовершенствуются, мысли человека — возможно, во всем остальном вполне нормального — все еще будут вынуждать его воспринимать себя как «сумасшедшего», «психа» или «не способного к самоконтролю». Такова сила ННС.

Существует и другой крайне печальный аспект этого расстройства. Он связан с огромным чувством разочарования, которое испытывает пациент, поскольку невроз не позволяет ему выполнять то, что остальные проделывают без всяких усилий. ННС может вызвать неодобрение, насмешку или проявления дискриминации.

Наше зачастую жестокое и черствое общество должно развивать в себе понимание, проявлять терпимость, сострадание и снисхождение по отношению к людям, страдающим ННС. Мы обязаны стремиться к этому со всей твердостью и решительностью.

## ННС: ЛОЖНАЯ ТРЕВОГА

При ННС орбитальная кора мозга, находящаяся за глазными яблоками, становится гиперактивной. Исследователи предполагают, что она предупреждает мозг о возникшей проблеме, а при ННС посылает в него регулярно повторяющиеся ложные сигналы тревоги. С помощью таламуса — он отвечает за обработку информации, идущей от органов чувств к коре головного мозга и другим его областям, — эти сигналы направляются в хвостатое ядро, которое контролирует движения конечностей. Сигнал тревоги идет от хвостатого ядра к поясной извилине, расположенной глубоко в мозге, а она, в свою очередь, повышает сердцебиение»[14].

## НЕУТОЛИМАЯ ЖАЖДА

Одно из редко встречающихся психических расстройств связано с чрезмерным питьем воды. История, проникшая в прессу, рассказывает о Донне Кассарии. 19-летняя девушка из Детройта выпивала по 27 л воды в день. Из-за этого ее тошнило, почки и сердце испытывали невероятную нагрузку, а сама она была вынуждена постоянно находиться недалеко от туалета.

Неестественная жажда бывает у психически больных людей. Иногда они пьют столько воды, что их мозг отекает, в нем возникают долговременные повреждения, нередко заканчивающиеся смертью.

Кассария годами страдала от своей зависимости. Ребенком она постоянно отпрашивалась из класса, чтобы попить воды. Когда родители запирали дверь ванной или кухни, она заранее проносила к себе в комнату воду в бутылках. Если ее не подпускали к кранам, она пила из ваз или водосточных труб. В итоге девушка попала в реабилитационный центр. После месяца терапии количество потребляемой ею воды значительно снизилось. Она говорит: «Теперь я испытываю потребность в воде, только когда мне грустно или если я нахожусь в состоянии стресса. Врачи учат меня справляться с эмоциями и не использовать воду в качестве средства поддержки»[15].

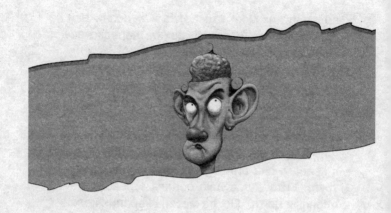

Глава 23

# Испуганный мозг

С тех пор как мир охватил страх перед СПИДом, врачи сообщают об увеличении связанных с этим фобий: люди боятся крови и кровяных продуктов, игл и уколов. Тот, кто испытывает страх перед лечением зубов, вряд ли может расслабиться, видя, как стоматолог одевается в защитный комбинезон, больше похожий на космический скафандр, нежели на врачебный халат.

Доктор Уильям Шервуд из американского Красного Креста считает, что распространение фобий, связанных со СПИДом, может негативно влиять на стремление людей не только сдавать кровь, но и получать ее посредством переливания[1].

Люди, страдающие гематофобией, боятся крови до такой степени, что избегают любой ситуации, где приходится иметь дело с собственной или чужой кровью. Гематофобы часто бросаются в крайности, чтобы не допустить даже легкого риска травмы. К примеру, они не используют ножи, редко бреются и сторонятся таких повседневных дел, как готовка, шитье, садоводство или плотничные работы. Один пациент боялся вытащить булавки из новой рубашки. Другая пациентка старалась не касаться бумаги, чтобы не пораниться. Есть люди, которые не водят машину, чтобы не попасть в аварию, в результате которой можно пораниться или травмировать кого-нибудь.

Страдающие трипанофобией боятся уколов и способны отказываться от усилий врачей спасти им жизнь. Обычный забор крови для анализа может нанести человеку такую сильную психологическую травму, что он вообще не станет больше обращаться за лечением (даже в крайне серьезных случаях), ходить на медицинские осмотры, посещать стоматолога. Больной человек откажется от карьерных возможностей (если для поступления на работу нужно пройти медосмотр) и даже будет сбегать от полиции из-за теста на алкоголь, что конечно же только ухудшит ситуацию. Такие люди не выносят даже обычного укола в палец.

Человек, страдающий белонофобией, испытывает чрезмерный страх перед длинными предметами с острыми концами.

Подсчеты распространения фобий показали, что гематофобией страдает один из 25 взрослых, трипанофобией — один из 10, а белонофобией — один из 100 взрослых. В большинстве случаев эти фобии возникают в детстве или в подростковом возрасте, обычно до десяти лет.

Такие страхи вполне могут сломать человеку жизнь. Они ограничивают и ухудшают общее самочувствие не меньше некоторых физических заболеваний.

По мнению доктора Ларса-Горана Оста, «некоторые люди, панически боящиеся крови, вынуждены выбирать не ту профессию, которую хотят, или бросают обучение»[2]. Им недоступны специальности в сфере медицины, строительства и сельского хозяйства. Они лишены возможности участвовать в любых контактных видах спорта и многих видах досуга.

Ост добавляет, что «на работе страдающие фобией люди постоянно боятся столкнуться с кровью или травмой, беспокоятся о том, что нужно будет предпринимать какие-либо действия (например, воспитатель в детском саду или родитель с маленьким ребенком, который случайно может пораниться)»[2]. Некоторые из-за этого не заводят детей, боясь крови, уколов, сопровождающих роды.

Трипанофобам или белонофобам приходится переносить настоящую боль: люди отказываются от обезболивающих препаратов, вводимых внутривенно. Кто-то не делает прививок, из-за чего повышается риск инфекционного заражения; к тому же без них нельзя выезжать за границу. Диабетик, боящийся игл, может не вкалывать инсулин, спасающий ему жизнь, а пациент с почечной недостаточностью отказывается от необходимого диализа.

Если пугающей ситуации избежать невозможно, человек, страдающий фобией, может упасть в обморок. Согласно Осту, обмороки у таких людей бывают довольно часто. Из 140 обследованных Остом пациентов 70 % гематофобов и 56 % трипанофобов по крайней мере один раз в жизни падали в обморок. «По сравнению данными о других фобиях или тревожных расстройствах это чрезвычайно высокие проценты»[2].

Вероятность обморока создает риск травмирования при падении, тревога причиняет человеку дополнительные страдания. Ост сообщает, что в ситуации, когда столкновения с источником фобии не избежать, опасно понижается сердечный ритм, пульс, замедляется дыхание и, помимо прочего, падает артериальное давление.

Как уже упоминалось, любую фобию можно лечить, и часто с большим успехом. Рассмотрим, к примеру, арахнофобию — патологическую боязнь пауков, которая довольно широко распространена. Чрезвычайно успешный фильм 1990 г. «Арахнофобия» снят в расчете на то, что многие боятся этих восьминогих ползучих тварей. Кинокритик Леонард Малтин так отзывался об этой картине: «Не рекомендуется никому, кто *хоть раз* закрывал глаза при просмотре фильма»[3]. Однако, как оказалось, арахнофобия — одна из наиболее легко излечимых фобий. В одном эксперименте почти все 38 пациентов положительно восприняли программу лечения, в которую входило 72 изображения страшных пауков[4]. Интересно, что, согласно австралийскому исследованию, человеку необязательно встречаться с пауками, чтобы смертельно их бояться[5].

Большинство людей зубная фобия иногда заставляет отменить визит к врачу; они испытывают сильную тревогу, их ладони потеют во время ожидания вызова. У других волнение настолько велико, что они вообще не ходят к стоматологам, даже рискуя своим здоровьем. Однако для некоторых все оказывается еще серьезнее. Есть примеры, когда люди, страдающие зубной фобией, пытались вырывать себе зубы клещами.

Современные достижения медицины позволяют лечить зубы практически безболезненно. Однако это все равно не является весомым аргументом для миллионов людей по всему миру. Подсчитано, что, к примеру, от 10 до 14 % австралийцев имеют зубную фобию различной степени тяжести[6].

Такая фобия может возникнуть в любое время, она связана с множеством причин. Считается, что источником фобии у большинства пациентов является негативный детский опыт посещения стоматолога. Однако это не всегда так. Неудачный визит взрослого человека к врачу или история о чужом отрицательном опыте также могут повлечь за собой возникновение фобии.

Доктор Дж. Гордон Рубин, специалист по вопросам зубной фобии, утверждает, что «многие проблемы возникали 20—30 лет назад, когда стоматология была значительно менее изощренной, но фобия продолжает удерживаться, подпитываясь нечеткими воспоминаниями»[7].

Он добавляет, что для многих людей с зубной фобией «цена ее может быть крайне высока — боль, унижения, опасные инфекции, проблемы в браке, карьере. Страх представляет собой главное препятствие для пациента»[7].

Вероятность появления зубной фобии значительно повышается, если в жизни человека имела место травма. В процессе проведения одного эксперимента сравнивали 462 женщин, которые в детстве или во взрослом возрасте подверглись травме, с женщинами, не боящимися лечения зубов. Вывод был таков: «Факт наличия травмы в большой степени связан со страхом перед стоматологом»[8].

В южноавстралийском исследовании говорится, что люди с зубной фобией заметно чувствительнее к боли, чем все остальные[9].

В США работает свыше 20 клиник, имеющих дело с пациентами, которые страдают зубной фобией. В Австралии, например, таким людям обычно помогают в общих больницах. Одна из старейших программ по работе с теми, кто боится стоматологов, вот уже почти 20 лет реализуется в Королевской стоматологической больнице в Мельбурне. Глава клиники, Джек Гершман, утверждает, что последние два десятка лет всех австралийских студентов-стоматологов готовят к тому, что им придется сталкиваться с фобиями подобного рода.

Гершман рассказывает, что в середине 1970-х лишь 5—6 % населения подтверждали наличие у себя зубной фобии, но 20 лет назад эта цифра выросла до 16 %. По его мнению, этому есть два объяснения. Во-первых, люди стали искреннее, а признание в том, что у тебя зубная фобия, теперь не является унизительным. Во-вторых, в наше время тревожные расстройства распространяются все больше, и зубная фобия — не исключение.

Борьба с такой фобией — дело обеих сторон. При этом могут измениться и пациент, и врач. Лечение пациента обычно состоит в корректировке поведения и похоже на то, которое используется для лечения боязни авиаперелетов. Иногда применяются лекарственные средства. Программа сосредоточивается на том, чтобы пациенты чувствовали себя более расслабленно, удобно и могли контролировать свои эмоции в течение возрастающего по времени пребывания в стоматологическом кресле. Пациент учится использовать технику визуализации, похожую на ту, которую будущие матери изучают на курсах подготовки к родам, чтобы справляться с болью. Больной практикуется в использовании техники снижения страха до тех пор, пока оно не станет автоматическим. Постепенно в процессе десенсибилизации уверенность пациента становится настолько сильной, что он может смотреть на сверла, иглы и другие предметы, вызывающие у него фобию. Наконец, на последней стадии терапии человек проводит генеральную репетицию в кресле стоматолога.

Некоторые исследования показывают, что даже один сеанс десенсибилизации творит чудеса. Нидерландские ученые выяснили, что все 52 пациента с зубной фобией, принимавшие участие в эксперименте, продемонстрировали положительные результаты уже после одного устного сеанса терапии: «Судя по всему, значительного снижения интенсивности зубной фобии можно достичь через один сеанс когнитивной реструктуризации»[10].

Стоматолог также может изменить течение лечебных процедур, чтобы справиться с зубной фобией пациента. К примеру, в самом начале работы они могут договориться о сигналах, которые пациент будет подавать, если почувствует боль, а также чаще делать перерывы.

Исследование показывает, что людей с зубной фобией тревожат многие имеющие отношение к стоматологии предметы. Иногда с ними ассоциируется боль. Вот главные 10 страхов в порядке убывания степени страха: 1) сверло, 2) игла, 3) удаление зуба, 4) страх задохнуться или подавиться, 5) потеря контроля, 6) воспаление после лечения, 7) чистка зубов, 8) игнорирование стоматологом просьб пациента, 9) недружелюбие или критика врачом здоровья зубов, 10) назначение встречи с доктором[8, 11].

Для возникновения зубной фобии может не существовать рациональных причин, но для нас самих это касается всех фобий за исключением нашей собственной.

Людей, страдающих зубной фобией, должна утешить мысль о том, что стоматолог тоже подвержен страху. Например, во время проведения лечебных манипуляций во рту пациента у него может проявляться клаустрофобия, спермафобия, гематофобия, белонофобия, а когда он видит зубные мосты — гефирофобия[12].

## КОГО МОЖНО НАЗВАТЬ СТРАДАЮЩИМ ФОБИЕЙ?

Симптомами фобии, в том числе и зубной, являются следующие приметы.

1. В безопасной ситуации человек внезапно ощущает необъяснимый устойчивый испуг.
2. Человек понимает, что его страх ненормален, не вызван реальной угрозой.
3. Имеет место фобическая реакция — автоматическая, неконтролируемая, — при которой человека практически полностью охватывают мысли о воображаемой опасности.

4. Человек страдает от физических реакций, связанных с чрезвычайной боязнью (учащенное сердцебиение, удушье, дрожь).
5. Человек во что бы то ни стало пытается избежать предмета или ситуации, вызывающих страх[13].

## ФОБИИ ФРЕЙДА

Отец психоанализа Зигмунд Фрейд страдал от агорафобии (боязни открытых пространств). И это было не единственной его проблемой. Фрейд открыто признавался, что он невротик, часто падал в обмороки, был заядлым курильщиком (не отказавшись от вредной привычки даже после тридцати операций по коррекции поврежденной раком челюсти), большую часть жизни злоупотреблял кокаином и боялся собственного телефонного номера. В 43 года Фрейд получил телефонный номер «14362». Он был убежден, что это число предсказывает его смерть в возрасте 61 года. Этот страх преследовал Фрейда на протяжении многих лет. Ему помогли по собственной воле уйти из жизни в 1939 г., в возрасте 83 лет[14].

## РЕЗИНОВЫЕ ПЕРЧАТКИ И ЗУБНАЯ ФОБИЯ

Пациент стоматологической больницы Лондонского королевского колледжа испытывал жуткий страх при мысли о том, что у него во рту окажутся руки доктора в резиновых перчатках. В результате этого его глотательный рефлекс нарушился, возникли рвота и другие проявления зубной фобии. После двух сеансов терапии, направленной на расслабление, рефлекс вернулся, рвота прекратилась и зубная фобия исчезла[15].

## РАЗУМНЫЙ ПЕРЕКЛЮЧАТЕЛЬ ПАМЯТИ

Исследователи обнаружили белок, который является чем-то вроде разумного переключателя, дающего сигнал нервным клеткам о том, должна информация храниться короткий промежуток времени или ей нужно попасть в библиотеку мозга на постоянное хранение. Этот белок называется CREB. В результате неврологических исследований установили, что CREB — транскрипционный фактор, который связывается с ДНК и заставляет ближайшие гены внедряться в белок. Ученые разобрались, как нервная клетка включает CREB, а затем регулирует с его помощью память. Интересно, что, когда дрозофил дополнительно подкрепляют белком CREB, они быстрее учатся различать определенные запахи[16].

## КОГДА ПАМЯТЬ БЕРЕТ ВЫХОДНОЙ

Почти полвека назад К. Миллер Фишер и Рэймонд Адамс, два невролога из Бостона, ввели термин «преходящая глобальная амнезия» для обозначения тех случаев, «когда единственным значительным изменением в поведении человека является очевидное нарушение памяти». Память берет выходной.

Такое чаще всего наблюдается в пожилом возрасте. Часто это начинается после эмоционального или физического стресса. Признаком амнезии является то, что пациент постоянно задает один и тот же вопрос. Например, человек спрашивает: «Какой сегодня день?» — «Четверг», — отвечаете вы. «Я должен подстричь газон», — сообщает он. Вы говорите: «Ты вчера его стриг». — «Какой сегодня день?» — снова спрашивает человек. В остальном он вполне нормален.

В случае преходящей амнезии память может вернуться столь же спонтанно, как и исчезла[17].

## НА ПРЕДЕЛЕ СООБРАЗИТЕЛЬНОСТИ?

Способность человеческого мозга обрабатывать информацию дошла в наше время почти до предела. Исследователи утверждают, что если мы и не достигли пика своих интеллектуальных возможностей, то находимся от него не далее чем на 20 %. Они предполагают, что любое радикальное улучшение обработки информации невозможно из-за тщательного баланса, который состоит в соотношении размера нашего мозга и количества питающих его кровеносных сосудов. Если учесть структуру человеческого тела и мозга, можно прийти к выводу, что люди в настоящее время умны настолько, насколько это вообще возможно для человеческого вида[18].

## ПРОКЛЯТИЕ БАЛЬЗАМИРОВЩИКА

В 1988 г. врачи Массачусетской больницы в Бостоне объяснили причину болезни, ранее казавшейся странной. От нее страдали работники ритуальных служб. Известная как «проклятие бальзамировщика», эта болезнь поражала только мужчин, вызывая у них головные боли, перепады настроения, депрессию, потерю либидо, импотенцию, выпадение волос, рост груди и уменьшение яичек. Выяснилось, что эти симптомы были вызваны воздействием излишнего количества женского гормона эстрогена. На мужчин-бальзамировщиков оказывали влияние содержавшиеся в кремах для бальзамирования вещества, которые, проникая через кожу, провоцировали дополнительную выработку эстрогена. Таким образом, защититься от «проклятия бальзамировщика» оказалось очень просто: нужно было надевать резиновые перчатки[19].

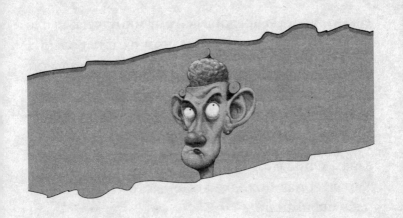

# Глава 24

# Агнозия **на лица**:

## когда вы не узнаете себя в зеркале

Если вам кажется, что вы плохо запоминаете лица, подумайте о тех, кто страдает прозопагнозией.

Прозопагнозия — это полная неспособность узнать знакомое лицо. Увидев чье-то лицо, больной не может понять, знает он этого человека всю жизнь, был представлен ему минуту назад или видит его впервые. В остальном память больных прозопагнозией может быть вполне нормальной. Их проблема заключается в узнавании именно лиц. Больные способны разобраться, знакомы они с кем-то или нет, не ориентируясь по лицу человека. Им требуются другие сигналы, к примеру голос или запах. Они вспоминают людей и по частям тела. Характерная походка тоже часто способствует идентификации.

Агнозия на лица — лишь одна из нескольких форм агнозии. Это заболевание иногда называют «нарушение обработки информации» или «нарушение распознавания». Суть агнозии заключается в утрате способности расшифровывать сигналы сенсорного восприятия. Слуховая агнозия — неспособность узнавать звуки. Пальцевая агнозия — невозможность различать собственные пальцы или пальцы других людей. Агнозия схемы тела — неспособность распознать форму своего или чужого тела. Агнозия времени — потеря понимания последовательности или длительности событий. Существует и множество других разновидностей этого заболевания.

Причина появления агнозии на лица заключается в потере нервных клеток в той части мозга, которая несет ответственность за обработку информации о форме и текстуре объекта. Никто не рождается с прозопагнозией. Это состояние не является неврозом, как полагали раньше, и не возникает вследствие болезни. Агнозия на лица почти всегда оказывается результатом повреждения правой задней части мозга. Эта область включают в себя медиальные участки височной и затылочной долей мозга[1]. Агнозию может вызвать травма головы, полученная в автомобильной катастрофе или при огнестрельном ранении. Специалисты утверждают, что прозопагнозия остается с человеком на всю жизнь.

В этом удивительном расстройстве многое непонятно и противоречиво. К примеру, споры среди экспертов вызывает даже способ диагностики. Диагноз ставится главным образом со слов пациента о своих ощущениях. Пациент говорит, что не «узнает» лицо как «знакомое», и врач это фиксирует. Однако некоторые специалисты выражают опасение, что любой диагноз, поставленный на основании слов самого пациента, ненаучен, недостоверен, субъективен, его нельзя подтвердить, он может скрыть истинные масштабы расстройства или другие проблемы.

Другие ученые полагают, что даже если пациент не идентифицирует лицо, он может «узнавать» человека на более глубоком, бессознательном уровне. Возможно, до этого уровня наука еще не добралась и не изучила его.

Что же отключает способность мозга узнавать знакомые лица? За последний десяток лет некоторые специалисты выдвинули предположение, что пациенты с прозопагнозией могут обладать необычными «ресурсами узнавания». Возможно, этими «ресурсами» обладаем все мы, но лишь некоторые вынуждены прибегать к ним из-за повреждений мозга.

В одной теории утверждается, что у больных агнозией на лица существуют «островки резервной способности к узнаванию», доказательством чему является уровень электрической активности кожи, который значительно меняется, когда такие пациенты видят «знакомое», но «неузнаваемое» лицо[2]. Точные места коры головного мозга, связанные с прозопагнозией, можно обнаружить благодаря компьютерной томографии[3].

Другая теория касается необычных «способностей мозга», которые у пациентов с агнозией на лица проявляются «ситуативно». Такие пациенты обладают «скрытыми» возможностями обработки данных, которая длится дольше, чем у здорового человека[4].

Тем не менее нам еще многое предстоит узнать о прозопагнозии. По словам доктора Антонио Дамазио, когда мы понимаем

*...стратегии, которые мозг использует для обработки информации, то получаем возможность разрабатывать улучшенные образовательные программы для пациентов с травмами мозга. Такие программы должны задействовать неповрежденные*

*сенсорные или познавательные пути...*
*почти все, что делается одним способом,*
*может совершаться и другим[5].*

Наиболее удивительными в агнозии на лица являются те многочисленные формы, которые она принимает у пациентов. Один из случаев был описан в 1956 г. Вследствие автомобильной катастрофы 32-летний мужчина три недели пробыл без сознания. После этого он «жаловался на неспособность узнать лица даже собственной жены и детей». Однако трех человек он смог узнать. Ими оказались его коллеги по работе: у одного был нервный тик — он подмигивал глазом, у другого — большая родинка на щеке, у третьего — чрезвычайно вытянутое лицо. Он различал их «по единственной индивидуальной черте». Всех остальных, включая членов своей семьи, он узнавал только по голосам[6].

В 1993 г. появилось сообщение о другом любопытном случае. У. Дж. имел очень серьезную прозопагнозию.

*После инсульта он стал фермером*
*и приобрел стадо овец. Он научился*
*узнавать и различать их, причем его*
*показатели в тестах по узнаванию*
*были значительно выше, если в них*
*использовались изображения овец, а не*
*человеческих лиц. Отсюда следует, что*

*в некоторых случаях агнозия на лица
может касаться только людей*[7].

В 1995 г. был описан крайне интересный случай
68-летней женщины, которая узнавала своих знакомых не по лицам, а по именам[8].

Прозопагнозия вынуждает нас переосмыслить основные представления о «знакомом», «узнавании», «понимании» и «знании» и задать себе вопрос: что представляют собой эти понятия для человеческого мозга?[9]

## Человек, который принял жену за шляпу

Возможно, самым знаменитым человеком с прозопагнозией является доктор П., музыкант с травмой головы, ставший «человеком, который принял жену за шляпу» из книги с одноименным названием*, написанной знаменитым неврологом Оливером Саксом. Сакс говорит: «Для нас лицо — это то, как человек выглядит; мы воспринимаем человека через его *образ*, его лицо. Но для доктора П. не существовало ни внешнего *образа*, ни внутренней личности»[10].

---

\* Полное название книги — «Человек, который принял жену за шляпу, и другие истории из врачебной практики». — *Примеч. ред.*

## МОЗГ ВИДИТ ИНАЧЕ

За функционирование нашего тела отвечает мозг, и количество его связей с частями организма не имеет отношения к их размерам. Мозг «видит» тело иначе, чем мы. Кисти (особенно пальцы), плечи, губы, язык и стопы способны выполнять сложнейшие движения. Если бы их размер соответствовал степени связи с мозгом, мы выглядели бы абсолютно иначе[11].

## МАЛЬЧИК С ДВУМЯ МО́ЗГАМИ

Агентство «Синьхуа» сообщает, что китайский ребенок с двумя мо́згами чувствует себя отлично, но почти не спит, поскольку его мо́зги работают по очереди. «Малыш, родившийся в июле 1995 г. в городе Чаоян в северо-восточной провинции Ляонин, хорошо растет и не нуждается в операции», — приводит слова врачей агентство. Однако за ночь ребенок спит не больше часа, а иногда всего 20 минут, и редко засыпает в течение дня. «Мо́зги, работая по очереди, влияют на уменьшение времени сна»[12].

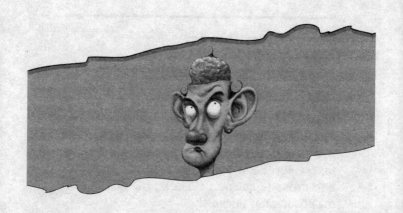

Глава 25

# Вспоминающий мозг:

## дежавю, или Мы раньше не встречались?

Что такое память? Как мы запоминаем? Как забываем? Как при этом работает мозг? Одна удивительная книга меняет наши традиционные представления о памяти.

Большинство считает, что наш мозг действует как большой компьютер: он сохраняет поступающую информацию и извлекает из памяти. Однако, по мнению одного нью-йоркского психиатра, такая точка зрения — миф. Память — явление выдуманное.

В своей книге «Изобретение памяти»[1] доктор Израэль Розенфилд утверждает, что у нас нет «хранящихся в мозге воспоминаний». Вместо них у человека есть «фрагментарные» воспоминания, которые постоянно реконструируются эмоциями. Он считает, что поскольку «эмоции структурируют воспоминания и восприятие», то, думая о памяти, мы всегда должны учитывать то, как воздействуем на нее своими чувствами.

Судя по всему, мозг, наш так называемый компьютер, имеет «сердце». Розенфилд прослеживает развитие этой теории с работ ранних психологов, цитируя в поддержку своей точки зрения даже Фрейда. Он полагает, что исследование физиологии мозга и в особенности роли лимбической системы прибавит доказательств его теории.

Хотя память могли и выдумать, никто не сомневается в том, что ее можно улучшить. Мнемоника — совокупность приемов для ее улучшения. Для совершенствования памяти нужно делать следующие вещи: улучшать внимание, повышать свою способность сосредоточиваться, организовывать информацию и мысленно создавать для себя указатели и ассоциации, основанные на ярких визуальных образах.

Большинство книг по улучшению памяти предлагает следующие мнемонические техники.

1. Составить напоминающую фразу или аббревиатуру. Чем смешнее, забавнее она будет, тем лучше.

2. Придумать рифму. Никто не забудет полезную поговорку «„Жи — ши“ пиши с гласной „и“». Или «Каждый охотник желает знать, где сидит фазан» для запоминания цветов радуги. Если вы еще и подберете мелодию для списка предстоящих вам дел, то никогда их не забудете.

3. Создать мысленный образ. Это особенно полезно для запоминания имен. «Мария Лофтус» может стать «Марией Антуанеттой, поднимающейся в лифте».

4. Повторять или перечислять новые факты. «Привет, Мария», — скажете вы, когда вас только что представили друг другу. Через несколько минут напомните себе: «Это Мария Лофтус». Еще через некоторое время, например, представьте себя с ней в лифте.

5. Разработайте систему мест. Если вы хотите запомнить серию фактов, свяжите каждый из них с определенным местом, которое вы легко можете представить, например с вашей кухней. Если вам нужно провести собрание и изложить мысли по определенной теме, вообразите, что размещаете одну из них на холодильнике, другую — на плите, третью — на умывальнике и т. д. Когда начнете говорить, проведите мысленную экскурсию по кухне и «соберите» идеи.

6. Делайте заметки — это приведет в порядок ваши дела и поможет не забыть важное. К тому же,

записывая, вы дополнительно задействуете моторную и зрительную память.

7. Организуйте и устройте как следует свою жизнь. Убедитесь, что все в вашем доме на своем месте. Кстати, крючок в гараже для запасной связки ключей от дома — мнемоническое приспособление.

8. Ищите возможность развивать память. Разгадывайте кроссворды, играйте в «Эрудита» или «Счастливый случай». Для проверки памяти создавайте перечни разнообразной информации. К примеру, составьте список «Все фильмы с Томом Крузом, которые я видел» или «Все чемпионы мира в тяжелом весе после Джона Л. Салливана». Периодически проверяйте себя.

9. Стараясь что-то вспомнить, расслабляйтесь, будьте терпеливы, настойчивы, но не ожидайте от памяти чудес. Когда вы концентрируетесь, то сначала можете не вспомнить некоторые факты («вертится на языке»), однако позже они придут в голову без особого труда.

10. Всеми возможными способами развивайте свое мышление. Читайте, беседуйте, посещайте курсы — это даст вам новые стимулы и отточит ваш ум.

Существуют и другие мнемонические техники, но все их сложно запомнить[2].

Так что же мы знаем о памяти? Хотя до сих пор мало изучены ее механизмы, благодаря исследованиям удалось выяснить, как преобразуются воспоминания.

Снимки мозга показывают, что информация о пережитых событиях упорядочивается, проходя через различные участки мозга. Прибегнув к ПЭТ, ученые из Торонто выяснили, что «факты фиксируются в левом полушарии, а воспроизводятся в правом»[3]. Когда поступает новая информация, резко возрастает приток крови к коре левой предлобной доли. Когда человек обращается к сохраненным фактам, кровь приливает к коре правой предлобной доли. Таким образом происходит движение на трассе памяти мозга.

Теория существования такого механизма памяти подкрепляется открытиями лондонских ученых. Исследуя снимки ПЭТ, в коре головного мозга и в других его областях они обнаружили отдельный «модуль» связанных между собой структур, способных «гармонично сочетать повторы» прошлого опыта. Центром этого «модуля» является участок в правой височной области коры, около уха. Выводы лондонской группы ученых о том, что область правой лобной доли мозга отвечает за воспроизведение информации, совпадают с результатами исследований ученых из Торонто[4].

А что наука знает о самом удивительном явлении, связанном с памятью, — дежавю? Большинство из нас хотя бы раз в жизни испытывали дежавю («Мы с вами раньше не встречались?»), но этот любопытный феномен до сих пор продолжает занимать умы психологов и медиков. Исследователи и клиницисты не могут договориться, что же это такое, насколько часто оно встречается, какова причина явления или что оно означает на самом деле. Что происходит в мозге, когда мы испытываем дежавю?

«Дежавю» — слово из французского языка, означающее «виденное ранее». О нем говорят тогда, когда воспринимают нечто встреченное впервые как уже виденное. Например человека, чье лицо нам кажется знакомым. Или новый город, от которого создается такое ощущение, будто здесь уже был. Дежавю может сбивать нас с толку, приводить в замешательство.

Вальтер Скотт упоминает о нем в своем дневнике (1828). Чарлз Диккенс описывает дежавю в романе «Дэвид Копперфилд» (1849). Лев Толстой несколько раз изображает его в своих автобиографических повестях «Детство» (1852), «Отрочество» (1854) и «Юность» (1856), а также в романе «Война и мир» (1869). Марсель Пруст рассказывает о нем в цикле романов «В поисках утраченного времени» (1913— 1927). Альфред Теннисон говорит об этом явлении в двух стихотворениях: «К... (Когда с глазами долу...)» (1832) и «Два голоса» (1833). В песне «Где или когда» Роджерса и Харта (1937) и «Дежавю» Дэвида Кросби (1970) это описывается романтически. Фильм с участием Мадонны «В отчаянии ищу Сьюзан» (1985), снятый Сьюзан Сайделман, рассказывает о героине, у которой после травмы головы возникает амнезия и дежавю.

Это явление действительно довольно широко распространено. От 30 до 96 % людей испытывали дежавю, как минимум, раз в жизни. Исследователи не могут прийти к единому мнению даже в определении самого феномена, а также того, насколько часто оно может появляться. Однако они уверены, что дежавю возникает у мужчин не реже, чем у женщин. Ученые не сделали четкого вывода и о том, зависит ли дежавю от таких факторов, как раса, социальная группа или уровень образования[5].

Несколько исследований указывают, что возраст является одним из важных факторов в появлении дежавю. Чаще оно возникает у молодых, нежели у пожилых людей. Но никто не знает, почему это так.

Хотя дежавю иногда встречается у пациентов с различными физиологическими и психическими заболеваниями, оно появляется и у совершенно нормальных людей (какими считает себя большинство из нас). Некоторые исследователи наблюдали дежавю у людей с тревожными и диссоциативными расстройствами, шизофренией, расстройствами настроения, органическими нарушениями нервной системы и различными синдромами. Считается, что иногда оно может появляться в результате психологической травмы, эмоционального истощения или использования лекарств, особенно при утомлении, стрессе и болезни. Несколько исследований указывают, что дежавю может быть связано с эпилепсией. Тем не менее ученые из Нидерландов утверждают, что абсолютной связи между дежавю и каким-либо психиатрическим или неврологическим заболеванием не существует[5].

Дежавю иногда путают со вспышками воспоминаний, предчувствиями или криптомнезией. Но эти четыре явления отличаются друг от друга. При вспышках воспоминаний человеку кажется, что он действительно видит события своего прошлого. Испытывая предчувствие, он полагает, что текущая ситуация когда-то была предсказана — то есть он *знает*, что должно случиться, еще до того, как это произойдет. В случае криптомнезии человек забывает источник информации. Таким образом, криптомнезия как явление полностью противоположно дежавю и столь же таинственно.

В истории психиатрии предпринимались многочисленные попытки объяснить дежавю. Зигмунд Фрейд называл его сверхъестественным и чудесным явлением. В «Психопатологии обыденной жизни» (1901) он объясняет дежавю наличием бессознательных желаний. Со времен Фрейда ученые считали дежавю формой амнезии, нарушением внимания, проблемой воображения. Некоторые полагают, что оно возникает из-за путаницы в сновидениях и реальности или сложного смешения воспоминаний[6, 7].

По одной теории, дежавю может затрагивать либо правую, либо левую височную долю. Неврологи преуспели в воссоздании дежавю, стимулируя височные доли электрическими импульсами. Однако таким способом они могли вызывать у пациентов и галлюцинации[8].

В 1990 г. для объяснения этого явления доктора́ Герман Сно и Дон Линчен предложили голографическую теорию дежавю. Ученые утверждают, что восприятие и воспоминания подобны голограммам. Дежавю возникает, когда определенное число фрагментов одной голограммы (текущее событие) практически полностью совпадает с фрагментами другой голограммы (прошлое воспоминание), создавая между ними путаницу. Довольно интересная теория. Странно лишь то, что она напоминает объяснение, выдвинутое в 1969 г. психиатром Левитаном[9]. Она производит впечатление чертовски знакомой. Может, это дежавю?[10]

---

## ИКТАЛЬНОЕ ДЕЖАВЮ

Слово «иктальный» означает «вызванный припадком». Согласно одному исследованию, припадок может спровоцировать появление иктального дежавю. Судя по всему, здесь свою роль играет право- или леворукость. Исследователи из Аризонского университета сообщают, что из восьми пациентов с иктальным дежавю у правшей оказались повреждения в правой височной доле, а у левшей — в левой. У правшей доминирует левое полушарие, а у левшей — правое. Исследователи предполагают, что причины возникновения дежавю нужно искать в не доминирующем полушарии мозга[11].

## КОГДА РАСТЕНИЕ ВОВСЕ НЕ РАСТЕНИЕ?

Если у человека серьезно травмирован мозг и он постоянно находится без сознания, мы иногда с жестокостью называем его «растение». Но пугающая статистика говорит о том, что зачастую в таких случаях ошибочно ставится страшный диагноз. В одном исследовании подобных ошибок насчитали едва ли не половину! Ученые тщательно изучили 40 пациентов в вегетативном состоянии. Они исследовали все признаки наличия у таких больных внимания и осознания происходящего, сделав это тщательнее, чем персонал больницы, ставивший диагноз. Семнадцать из 40 пациентов считались пребывающими в «постоянном вегетативном состоянии», но позже выяснилось: они все осознают, понимают, что с ними происходит, и часто оказываются способны на простейшие формы коммуникации (кивок головой, моргание или движение пальцем).

Глава исследования доктор Кит Эндрюс говорит: «Очень печально, что некоторых пациентов, много лет остававшихся в полном сознании, все воспринимали как пребывающих в вегетативном состоянии. Это просто ужасно — все понимать и не иметь возможности изъясняться»[12].

По мнению Американской неврологической ассоциации, человек находится в вегетативном состоянии, когда он не подает признаков осознания происходящего, не отвечает на вопросы или физические стимулы, кроме как рефлекторно, но открывает глаза и проходит через периоды сна и бодрствования. Вегетативное состояние называется устойчивым, если длится дольше месяца[13].

## ОБРАЩЕНИЕ С ПАЦИЕНТАМИ В КОМЕ

Британские исследователи пытаются найти способ помочь врачам общаться с пациентами в коме. Ученые из Лондона используют сетку электродов, присоединенных к компьютеру, чтобы «считывать» мысли таких пациентов. Людей просят подумать о том, что они двигают определенной частью тела. Если человек слышит, то он об этом думает, а компьютер фиксирует мысль и переводит ее в ответ «да» или «нет». Это создает простейшую форму коммуникации. Не слишком удобно, но все же лучше, чем ничего. Вот что считает по этому поводу глава группы ученых Стив Робертс:

«Есть много людей, получавших серьезные травмы, которые выходили из комы и рассказывали о кошмарных ситуациях, когда они полностью осознавали действительность, но были не способны общаться. Надеемся, что мы поможем большинству таких пациентов выйти из комы. Есть некоторая надежда, что мы поймем, находится ли в сознании пребывающий в коме человек, и как-то его поддержим».

Общение подобного рода стало возможным с тех пор, как предыдущие исследования показали: мозг «повторяет движения», и соответствующие его участки активируются в зависимости от того, на самом деле двигает человек какой-то частью тела или только думает об этом[14].

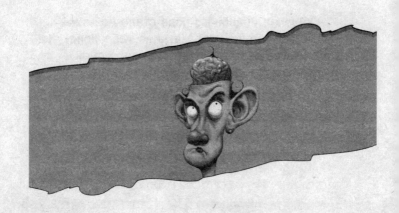

# Глава 26

# Гениальные безумцы:

## когда вы гениальны в одном, но безумны во всем остальном

Таланты природа распределяет между нами чаще всего равномерно. Большинство из нас имеют средние способности. Но так бывает не всегда. Вспомним, к примеру, гениальных безумцев.

Помните персонажа, которого играл Дастин Хоффман в фильме 1988 г. «Человек дождя»? Несмотря на умственную неполноценность, он обладал удивительными способностями. У него была поразительная память, которая выручила его брата (Том Круз) во время игры в казино Лас-Вегаса.

Такой человек — отличный специалист в какой-либо узкой области. Он может делать очень хорошо лишь что-то одно, а большинство других вещей у него не получается. Мы считаем этих людей умственно отсталыми, или, говоря корректно, «людьми с ограниченными способностями», и часто помещаем в больницу, поскольку они не могут ухаживать за собой. Но на самом деле они — удивительные личности. Сегодня психологи продолжают ломать голову над тайной гениальных безумцев[1].

Гениальные безумцы — это интеллектуально неполноценные люди, которые обладают какой-то выдающейся способностью, знанием, умением или талантом. Давайте взглянем на некоторых из этих необычных людей.

«Психически ненормальный» может дословно повторить все содержание газеты после того, как ему ее прочли. Другой тоже способен дословно воспроизвести ее содержание, но, к примеру, задом наперед.

Так называемый слабоумный мальчик 12 лет, не умеющий ни читать, ни писать, правильно и с невероятной скоростью умножает в уме трехзначные числа[2].

22-летняя женщина с психическим развитием пятилетнего ребенка помнит даты каждого визита в ее дом и имя каждого посетителя.

«Умственно отсталый» может вспомнить день отпевания в местном приходе любого человека за последние 35 лет, возраст покойного и имена всех, кто приходил с ним прощаться.

Гениальные безумцы обретают порой широкую известность. Например, «гений больницы Эрлсвуд», глухой слабоумный пациент, обладал удивительными способностями: рисовал, изобретал и отлично разбирался в технике. Он был широко известен и пользовался большим уважением[2].

Живший в XVIII в. Томас Фуллер, раб из Вирджинии, считался безнадежно слабоумным. Однако он мог быстро вычислить точное число секунд в 70 годах, 17 днях и 12 часах, принимая в расчет и 17 високосных лет[3].

У Готфрида Майнда, которого считали «тупоголовым кретином», был удивительный дар рисовать кошек. Его изображения казались настолько живыми, что по всей Европе он был известен как «кошачий Рафаэль». Один из его рисунков украшал коллекцию короля Георга IV.

Слепой Том Бетан, знаменитый гениальный безумец с крайне ограниченным интеллектом, уже в возрасте четырех лет играл на фортепьяно произведения Моцарта и мог безошибочно воспроизвести музыкальную пьесу любой степени сложности. Он был способен повторить речь любой длины на любом языке, не потеряв ни единого слога. Однажды он прошел испытание, безошибочно повторив два произведения объемом 13 и 20 страниц[4].

Эллен Будро, слепая, умственно отсталая девушка, больная рахитом, имела невероятный музыкальный дар. Она могла повторить любую пропетую или сыгранную мелодию независимо от ее сложности после первого же прослушивания.

Киешу Ямашита, обладавший очень низким уровнем интеллекта, был гением графического искусства. Его называли японским Ван Гогом[5].

Алонсо Клемонс, чей IQ не превышал 40, жил в доме для душевнобольных в Болдере, штат Колорадо, где создал сотни скульптур. Одна из них была продана в 1992 г. за 45 тыс. долларов[3].

И. К., умственно неполноценный человек из Канады, является лучшим рисовальщиком, нежели любые профессиональные художники, которых с ним сравнивали. По мнению врачей, И. К. удивительно четко видит трехмерные изображения и ощущает перспективу «без применения правил»[6].

Житель Лондона Стивен Уилтшир с коэффициентом интеллекта 30 создал несколько книг с удивительно красивыми рисунками. Одна из них, «Плывущие города», возглавляла в Великобритании список бестселлеров[3].

Джордж и Чарлз, «близнецы-калькуляторы», — умственно неполноценные братья, обладающие удивительной способностью описать любой день за последние 80 тыс. лет. К примеру, они легко могут сказать, каким днем недели было 24 апреля 929 г. Также они в подробностях помнят погоду каждого дня своей взрослой жизни[3, 7].

Преждевременно родившийся слепой Лесли Лемке обладает удивительной памятью. Он поет, играет и нередко участвует в телешоу. Лемке стал героем двух фильмов: «Женщина, желавшая чуда» (1985), удостоенного четырех наград «Эмми», и «Остров гения» (1987)[8].

Ким, математический гений, живущий в Солт-Лейк-Сити (штат Юта), явился прототипом персонажа, которого сыграл Дастин Хофман в фильме «Человек дождя»[3]. Доктор Дарольд Трефферт, много лет работающий с такими людьми, был консультантом на съемках фильма. Трефферт написал одну из самых известных книг по этой проблеме — «Удивительные люди: понять гениального безумца»[8]. Доктор считает это состояние относительно редким.

По мнению некоторых специалистов, примерно 10 % детей с аутизмом могут проявлять гениальность. В одном исследовании, проведенном среди 90 тыс. пациентов психиатрических клиник, было обнаружено «54 гениальных безумца, или около одного на две тысячи пациентов»[1]. Мужчин среди них значительно больше, чем женщин (соотношение примерно 6 : 1).

Трефферт полагает, что «до сих пор ни одна теория не объяснила этот таинственный феномен». Он пишет, что «выдвинутые гипотезы практически так же различны и многочисленны, как и случаи, описанные врачами»[8].

Несмотря на шесть существующих ныне гипотез, в каждой из них чего-то не хватает. Первая гласит, что эйдетическое воображение таких людей значительно превосходит уровень воображения нормального человека. Здесь имеется в виду способность быстро просматривать, сохранять и воспроизводить большие объемы информации. Однако некоторые больные слепы и вообще не могут ничего видеть.

Есть версия, что такие пациенты унаследовали свои способности от родителей. Но гениальных безумцев производят на свет и люди без выдающихся способностей, а дети больных практически во всех случаях оказываются вполне нормальными.

В третьей гипотезе указывается, что гениальные безумцы страдают от сенсорной депривации и социальной изоляции. В некоторых случаях это может быть правдой. Но депривация скорее результат, нежели симптом подобного состояния. Многие живут в обычном окружении.

Согласно четвертой теории, такие люди обладают ослабленной способностью к абстрактному мышлению. Однако Трефферт полагает, что эта точка зрения «описательна» и не является объяснением[8].

Пятая гипотеза говорит о том, что у гениальных безумцев развиваются компенсационные умения. Здесь Треффорт также возражает, замечая, что такие люди «не способны оценить свое состояние»[8].

И наконец, некоторые полагают, что у одаренных умственно отсталых людей имеются повреждения мозга или проблемы с распределением функций между правым и левым полушариями. Однако у многих таких пациентов вполне нормальные результаты электроэнцефалограммы и компьютерной томографии.

Треффорт заключает, что поведение гениальных безумцев

*...является сложным, и его трудно понять; хотя это явление представляет собой реальный феномен, оно остается непонятным и в конкретных случаях, и в целом. Поиск объяснений продолжается. Ни одна модель работы мозга, особенно памяти, не будет полной до тех пор, пока не включит в себя синдром одаренных безумцев[8].*

Чему же нас все это учит? Данный феномен иллюстрирует крайности человеческих способностей — сочетание «гения» и «безумия» в одном человеке. Мы должны стремиться понять и принять эти крайности, нельзя высмеивать и порицать таких людей. Большинство из нас похожи друг на друга. Некоторые отличаются от большинства, а есть и совершенно особенные люди.

Можно считать, что мозг проявляет еще одну странность, являя миру гениального безумца — совершенного специалиста[7,9].

## Случай Т. М.: необычная память

Психологи Лондонского университета представили свидетельство того, что люди с необычайной памятью на самом деле особенные, даже если так не кажется на первый взгляд. Они описывают мыслительную деятельность Т. М., 25-летнего мужчины, обладающего невероятной способностью запоминать. Однако для самого Т. М. это не является загадкой, и он четко объясняет механизм запоминания. Вот пример.

*Т. М. просит человека из аудитории назвать дату своего рождения и очень быстро говорит, что это был за день... Подсчет дня проводится путем использования числовых кодов лет и месяцев и с помощью вычислений. С практикой нарабатываются различные принципы и способы запоминания. Теперь Т. М. может мгновенно понять, что определенные даты означают определенные дни, словно это таблица умножения. Каждый год и месяц имеет код от 0 до 6, и Т. М. выучил коды (см. объяснение ниже) всех лет от 1900 до 2000. Метод состоит в том, чтобы сложить код месяца и года и разделить сумму на 7; в остатке образуется день недели. К примеру, 27 октября 1964 г. дает 27 + 1 (код октября) + 3 (код 1964 г.) = 31. Разделив это число на 7, мы получаем в остатке 3, что означает третий день недели — вторник*[10].

---

## ЗАНЯТЫЙ МОЗГ: ИСПОЛЬЗУЙ ЭТО ИЛИ СНОВА ПОТЕРЯЙ!

Как уже упоминалось, специалисты полагают, что чем активнее мы используем мозг, тем лучше он работает (принцип «используй или потеряй»). Но подтверждают ли такое мнение исследования?

Группа психологов Калифорнийского университета провела серию из пяти интеллектуальных экспериментов с группой своих коллег-ученых и сравнила полученные результаты с результатами контрольной группы того же возраста, среди членов которой

---

* В США воскресенье считается первым днем недели. — *Примеч. ред.*

не было научных работников. Эксперименты касались памяти. Было высказано предположение, что у ученых будет преимущество.

В результате обнаружилось, что ученые действительно лучше справились с заданиями. Однако сила мозга со временем угасает. По мнению главы группы исследователей, доктора Артура Шимамуры, «неважно, насколько активную интеллектуальную жизнь вы вели, — она в любом случае ухудшится». Однако мозг, занятый делом, без сомнения, прослужит дольше[11].

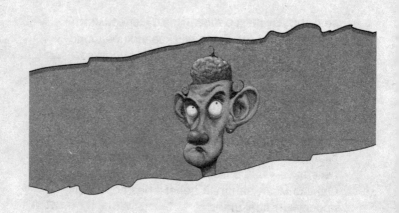

# Глава 27
# Шизофренический
# мозг:

## когда вам кажется,
## что вас двое

Существует великое множество вопросов о шизофрении, на которые ученые до сих пор не могут дать ответ. Но для начала расскажем о самом главном.

Шизофрения — очень распространенное психическое заболевание. По статистике, в Австралии на каком-либо этапе своей жизни им страдал примерно один из 100 человек. Таким образом, почти у каждого есть знакомые или родственники, больные шизофренией.

Шизофрения — сложное состояние, которое трудно диагностировать, но перечисленные симптомы обычно выявляются: нарушается мыслительная деятельность, восприятие (галлюцинации), внимание, воля, моторика, ослабляются эмоции, межличностные отношения, наблюдаются потоки бессвязных мыслей, извращенное поведение, возникает глубокое чувство апатии и ощущение безнадежности.

Существует два основных типа шизофрении (острая и хроническая), а также, как минимум, шесть подтипов (параноидная, гебефреническая, кататоническая, простая, ядерная и аффективная). К счастью, шизофрения лечится когнитивной терапией, но чаще всего — лекарственной.

Если вы слышите голоса или вам кажется, что вас разделили пополам, это явные признаки шизофрении.

С шизофренией связано множество мифов. Одним из них является точка зрения, будто это заболевание чаще возникает в сельской местности, нежели в городах. Более того, по устаревшим сведениям, шизофреники из сельских районов часто перемещаются в города, чтобы обрести уединение. Однако ученые опровергают этот миф.

Исследование шизофрении среди шведов указывает на то, что городские жители более подвержены этому заболеванию и они никуда не переезжают. Ученые утверждают, что подтолкнуть людей к болезни может окружающая среда[1].

Но если оставить в стороне мифы, истинный источник шизофрении до сих пор представляет собой загадку. Раньше считалось, что причиной является плохое отношение к ребенку родителей — обычно винили чересчур сдержанных, холодных в обращении матерей. Однако эта точка зрения отвергается сейчас почти всеми специалистами. Вина родителей гораздо меньше, чем принято считать.

В 1990 г. исследователи из Университета Джона Хопкинса обнаружили связь между уменьшением верхней височной извилины и интенсивными шизофреническими слуховыми галлюцинациями. Была выдвинута теория, что шизофрения возникает в результате повреждения определенного участка с левой стороны мозга[2]. Таким образом, когда в голове у шизофреника «появляются голоса», наблюдается повышенная активность в той части мозга, которая отвечает за мыслительную и речевую деятельность[3].

В 1992 г. эту гипотезу подкрепило серьезное гарвардское исследование, обнаружившее связь между шизофренией и уменьшением левой височной доли мозга, особенно той ее части, которая отвечает за слух и речь[4].

Ученые нашли связь между степенью расстройства мышления и размером верхней височной извилины. Эта часть мозга образована складкой коры. Исследование основывалось на сравнении магнитно-резонансной томографии мозга 15 пациентов с шизофренией и 15 здоровых человек. Было обнаружено, что у больных шизофренией эта извилина почти на 20 % меньше, чем у нормальных людей.

Хотя в результате этой работы не предложено новых методов лечения, ученые считают, что их открытие дает возможность «далее изучать это тяжелое заболевание»[4].

В наше время то и дело возникает новая надежда. Исследование 1995 г., проведенное в университете Айовы, говорит о том, что шизофрения может возникать вследствие патологии таламуса и областей мозга, анатомически связанных с этой структурой. Прежние свидетельства указывали, что таламус, расположенный глубоко в мозге, помогает сосредоточивать внимание, фильтровать ощущения и обрабатывать информацию, поступающую от органов чувств. Действительно, «проблемы в таламусе и связанных с ним структурах, простирающихся от верхней части позвоночника до задней части лобной доли, могут создавать полный спектр наблюдаемых у шизофреников симптомов»[5].

Возможно, в шизофрению вовлечен весь мозг, и определенную связь с ней могут иметь некоторые психологические представления, например о самом себе. Доктор Филип Макгуайр говорит: «Предрасположенность [к слышанию голосов] может зависеть от аномальной активности областей мозга, связанных с восприятием внутренней речи и оценкой того, является она собственной или чужой»[6].

Существует ли какое-нибудь определенное время для возникновения подобных нарушений в работе мозга? Хотя симптомы шизофрении проявляются обычно в подростковом возрасте, повреждение, которое ее вызывает, может возникнуть в младенчестве. «Точная природа этого нервного расстройства непонятна, но [она отражает] нарушения в развитии мозга, которые появляются до или вскоре после рождения»[7].

Есть специалисты, считающие, что шизофрения может быть вызвана вирусом, причем хорошо известным. Противоречивая, но очень интригующая версия причин возникновения болезни выдвинута доктором Джоном Иглсом из Королевской больницы Корнхилл в Абердине[8]. Иглс считает, что вирус, вызывающий полиомиелит, способен влиять и на возникновение шизофрении. Более того, он полагает, что шизофрения может являться частью постполиомиелитного синдрома.

Иглс основывает свое убеждение на том факте, что с середины 1960-х гг. в Англии, Уэльсе, Шотландии и Новой Зеландии больних шизофренией стало меньше на 50 %. Это совпадает с введением в этих странах вакцинации от полиомиелита. В Великобритании оральная вакцина была предпринята в 1962 г. То есть, когда был остановлен полиомиелит, уменьшилось количество случаев шизофрении — никто не предполагал, что такое может произойти.

По словам Иглса, ученые из штата Коннектикут обнаружили, что пациенты, помещенные в больницу с шизофренией, «значительно чаще рождались в годы широкого распространения полиомиелита»[8].

Иглс также указывает, что среди приехавших в Великобританию невакцинированных жителей Ямайки «уровень распространения шизофрении значительно выше по сравнению с местным [английским] населением»[8].

Иглс замечает: в последние годы было установлено существование постполиомиелитного синдрома. При этом синдроме примерно через 30 лет после начала паралича люди начинают страдать от сильной усталости, неврологических проблем, суставной и мышечной боли и повышенной чувствительности (особенно к холодной температуре). Постполиомиелитный синдром возникает примерно у 50 % больных полиомиелитом. По мнению Иглса, «средний возраст начала шизофрении приближается к тридцати годам, а это соответствует концепции шизофрении как постполиомиелитного синдрома, который развивается после перенесения перинатальной полиовирусной инфекции»[8].

Доктора́ Дэвид Зильберсвайг и Эмили Стерн из Корнелльского университета считают, что у шизофреников вряд ли могут быть серьезные проблемы с мозгом, но, тем не менее, им удалось обнаружить нечто весьма любопытное. Используя ПЭТ, они разработали метод определения тока крови во время шизофренических галлюцинаций. Они провели исследование шести либо не лечившихся, либо не поддававшихся лечению шизофреников, слышавших голоса. У одного случались визуальные галлюцинации. Во время проведения сканирования каждого пациента просили нажимать правым пальцем на кнопку, если он слышал звуки. Обнаружилось, что при галлюцинациях активировались поверхностные области мозга, участвующие в обработке звуковой информации. Более того, у всех больных наблюдался прилив крови к нескольким глубоким зонам мозга: гиппокампу, извилине гиппокампа, поясной извилине, таламусу и стриатуму. Действительно ли шизофреники слышат голоса? Данные их мозга показывают, что так оно и есть[9].

Речь шизофреников часто нелогична, бессвязна и путана. Раньше думали, что такие люди одержимы демонами. Исследователи обнаружили гораздо менее фантастическое объяснение. По мнению доктора Патрисии Голдман-Ракик, невролога, речевые проблемы шизофреников могут отражать недостаточность кратковременной памяти. Было открыто, что предлобная кора мозга шизофреников значительно менее активна. Эта область считается центром кратковременной памяти. Голдман-Ракик говорит: «Если они не способны удержать смысл предложения до того, как переходят к глаголу или дополнению, фраза лишается содержания»[10].

Кроме всего вышеупомянутого существует множество вопросов о шизофрении, на которые до сих пор нет ответа[11].

## НЕ ЯВЛЯЕТСЯ ЛИ ПРИЧИНОЙ ШИЗОФРЕНИИ ИММУННАЯ РЕАКЦИЯ МАТЕРИ ИЛИ НЕДОСТАТОЧНОЕ ПИТАНИЕ?

Некоторые ученые полагают, что шизофрения вызвана разрушениями в развивающемся мозге плода. Исследование, проведенное в Пенсильванском университете, в котором были задействованы медицинские данные всего населения Дании, показало, что на возникновение шизофрении может влиять серьезное недоедание матери на ранних этапах беременности, а также иммунная реакция ее организма на плод[12].

### СПАСИБО ВОСПОМИНАНИЯМ

По мере старения организма фермент пролилэндопептидаза все активнее разрушает нейропептиды, связанные с обучением и памятью. При болезни Альцгеймера этот процесс ускоряется. Он вызывает потерю памяти и сокращение времени активного внимания. Ученые из города Сюресн во Франции обнаружили лекарственные составы, предотвращающие разрушение нейропептидов пролилэндопептидазой. В лабораторных тестах с крысами, у которых была амнезия, эти составы почти полностью восстанавливали память животных[13].

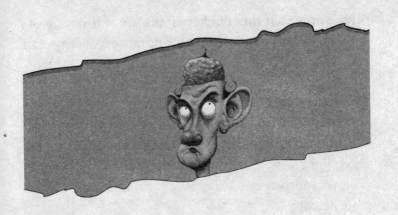

## Глава 28

# Членовредительский мозг

Большинство людей оберегают свое тело от боли и травм. Но не все.

Гэри Дэвид, необычный заключенный тюрьмы Пентридж (Мельбурн) и член-основатель «клуба Ван Гога» по самоампутации, нанес своему телу в общей сложности 77 повреждений.

Дэвид резал себя, поджигал, прокалывал, отравлял и ампутировал различные части своего тела. Он ел битое стекло и пил средства для чистки металлов, серную кислоту и содержимое батареек. Он отрезал себе оба уха (одно съел) и ампутировал соски, части пениса (дважды), мошонку и одну из пяток. Он запихивал себе в глаза рыбьи кости и перекрывал мочеиспускательный канал. Перерезал ахиллесовы сухожилия, прибивал к полу обе ступни, впрыскивал себе мочу, выпустил из руки литр крови с помощью обломка авторучки и вводил себе в анальное отверстие лезвия[1].

Как ни странно, исследования говорят о том, что членовредительство среди заключенных — крайне распространенное явление. По мнению Армандо Фаваццы (известного специалиста в области подобных аномалий поведения доктора), членовредительство в той или иной форме практикуется большинством заключенных в мире. Он считает, что причина такого поведения, если учесть тюремные условия жизни, вполне понятна. Более того, эти действия далеки от отклонений — напротив, членовредительство должно восприниматься как «положительный акт», форма «самопомощи для снижения болезненных симптомов». Это способ человека заново утвердить себя в жестоких, нечеловеческих, разрушительных условиях[2]. По иронии судьбы членовредительство превращается в форму самозащиты.

В своей книге «Осажденные тела: членовредительство в культуре и психиатрии» Фавацца утверждает, что «лишение свободы... часто вызывает у заключенных отчаяние и скуку, и они занимаются членовредительством, чтобы справиться с этими чувствами». Членовредительство бывает разным: от татуировок до трепанации.

Фавацца добавляет, что такие действия поддерживают или восстанавливают у заключенного ощущение единства со своим телом. Таким образом, когда человек причиняет себе боль, он испытывает временную передышку от невыносимого внутреннего напряжения, переполняющей депрессии, деперсонализации, тревоги, вины, беспомощности и гнева.

Иллюстрируя свою теорию, Фавацца приводит пример одной канадской тюрьмы для девочек-подростков, где 86 % заключенных резали свои тела, создав целую «эпидемию самоповреждений». Он считает, что такое членовредительство является «малым символом личной свободы, с помощью которого они убеждают себя, что имеют хотя бы небольшую власть над своей судьбой»[2].

Доктор говорит: сотрудники тюрьмы не смогли традиционными способами остановить эпидемию, а именно: лекциями, лекарствами, психотерапией, угрозами и наказаниями (например, лишение привилегий или одиночная камера). Такие меры увеличили уровень самоповреждений в 10 раз. Наконец, руководство тюрьмы сделало нечто совсем другое. Сотрудники обманули девушек, заставив их думать, что порезы только играют руководству на руку. Затем они увеличили степень самостоятельности заключенных. Эпидемия немедленно сошла на нет.

К сожалению, продолжает Фавацца, спустя некоторое время сотрудники перестали терпеть потерю контроля над девушками. Они отменили послабления, прекратив уникальную программу, и среди заключенных вновь возникла волна членовредительства.

В своем обзоре книги Фавацци[3] доктор Нэнси Шепер-Хьюз вспоминает работы итальянского психиатра Франко Базальи[4]. Шепер-Хьюз пишет:

*К чему побуждают пациента психиатрической клиники запертые двери, мягкая обивка стен, зарешеченные окна и другие физические ограничения, если не к тому, чтобы ударить, оказать сопротивление, сбежать? В бесчеловечных условиях заключения совершение запрещенного акта становится проявлением человеческой независимости. «Я режу себя, я режу себя, — говорила в 1980 г. Лоретта во время ее шестнадцатого заключения в бостонской больнице, — чтобы доказать, что я есть, чтобы доказать, что я что-то могу»[3, 5].*

## ГЕНИТАЛЬНЫЕ УВЕЧЬЯ И ПИРСИНГ

Лондонские врачи полагают, что «...генитальные увечья, по-видимому, отчасти бывают вызваны бредом и направлены против низкой самооценки. Они возникают из-за преморбидной озабоченности своим телом, насильственной ранней половой активности, а следовательно, и двойственности во взрослой сексуальной жизни»[6].

Если это так, то становится понятно и возникновение моды на пирсинг, татуировки. Многие молодые люди имеют низкую самооценку и озабочены своим телом. Только интересно, как далеко эта мода ушла от психиатрического членовредительства? Возможно, не так уж и далеко.

## ПСИХИЧЕСКИЕ РАССТРОЙСТВА И СОЛНЦЕ

Вот еще одна странность. Группа израильских психологов обнаружила удивительное доказательство связи между солнечной активностью и психическими заболеваниями. Ученые исследовали записи одного психиатрического отделения за последние 10 лет, чтобы определить, есть ли какое-то отношение между десятью видами психиатрического поведения и геофизической активностью. Четыре типа поведения (какие именно, в исследовании не уточняется) оказались связаны «...с неожиданной магнитной активностью, а также продолжительностью положительной ионизации ионосферы в соответствующий месяц».

Таким образом, Солнце может влиять на психические заболевания, но наука пока не способна дать ответ на вопрос, что означают эти связи[7].

## ЭПИЛЕПСИЯ ИЗ-ЗА «ВЕЧЕРНИХ РАЗВЛЕЧЕНИЙ»

У 49-летней Дианны Нил, никогда раньше не страдавшей эпилепсией, внезапно случился припадок после того, как она услышала голос Мэри Херт, ведущей телешоу «Вечерние развлечения». У женщины началось желудочное расстройство, она почувствовала давление в висках. Возникла путаница в мыслях. Лабораторные тесты подтвердили наличие необычных электрических разрядов в ее мозге. Пациентка была уверена, что находится в здравом уме, и ни в чем не обвиняла Мэри Херт. Телеведущая принесла в эфире свои извинения. Этот случай был описан в «Медицинском журнале новой Англии»[8].

## ГИПОТАЛАМУС — ВАЖНЕЙШИЙ РЕГУЛЯТОР МОЗГА

Гипоталамус — нижняя часть промежуточного мозга. От него отходит вниз воронка, заканчивающаяся гипофизом. Гипоталамус контролирует несколько важнейших процессов в организме, регулируя: 1) сердцебиение, 2) скорость дыхания, 3) температуру тела, 4) циклы сна и бодрствования, 5) время начала полового созревания[9].

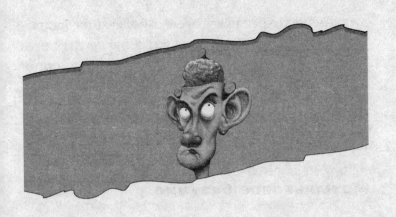

# Глава 29

# Уменьшающийся мозг

Ф орм психических заболеваний не меньше, чем звезд на небе.

Культурная психиатрия — это наука, появившаяся в 1970-х гг. на стыке психиатрии и антропологии. Специалисты обеих наук подвергли сомнению точку зрения традиционной психиатрии, согласно которой психические заболевания — универсальное явление, берущее начало в глубинных биологических механизмах. Хотя некоторые заболевания, например шизофрения, возникают во всех культурах, есть душевные расстройства, свойственные лишь определенным регионам. Более того, варианты болезней, их признаки и течение видоизменяются настолько «сильно [от культуры к культуре], что врач может воспринимать это как разные заболевания»[1].

## Мотыльковое безумие

Мотыльковое безумие — это болезнь индейцев племени навахо, живущих на юго-западе США. Навахо относятся к ней точно так же, как европейцы к СПИДу, то есть страшно ее боятся. Мотыльковое безумие выражается в том, что у человека начинаются припадки, подобные эпилептическим, которые приводят к бешенству и истерическому, самоубийственному поведению. Нередко больной считает, что какая-то часть его тела стала значительно меньше — голова, корпус, половые органы или что-нибудь еще. При обследовании врачи не находили физических признаков какого-либо заболевания. Это состояние чисто психосоматическое. Его называют мотыльковым безумием из-за трепещущих движений крыльев мотылька, его крошечных размеров и малого времени жизни.

Антропологи из Аризонского университета говорят, что навахо связывают мотыльковое безумие с нарушением табу на инцест: «Даже если начало [мотылькового безумия] приходится на первые годы жизни человека, считается, что табу нарушил один из родителей и болезнь перешла на ребенка, когда тот был еще в утробе»[2].

## Коро

Еще одна болезнь, связанная с уменьшением, называется коро. Это малоизвестное заболевание поражает в основном жителей Южной и Юго-Восточной Азии и заключается в ярких и часто разрушительных панических приступах, связанных с переполняющим человека страхом, что его половые органы уменьшаются, отпадают или втягиваются. Обычно пациент убежден, что, когда это случится с его гениталиями, он немедленно умрет. Такое психическое расстройство значительно чаще встречается у мужчин (пенис и яички), нежели у женщин (грудь и наружные половые органы). Врачи и психологи не знают, почему коро принимает такую форму и возникает в основном в азиатских странах.

Малазийское название заболевания — коро — принято в медицинской и научной литературе. В Китае ее называют по-разному, в том числе *саоян*. Хотя антропологи писали, что эпидемии коро могут поражать целые деревни, информации на эту тему мало, особенно в том, что касается причин ее возникновения. Людей, страдающих от этого заболевания, описывают «незрелыми и зависимыми, не уверенными в собственной взрослости и боящимися половой зрелости»[3]. Случаи коро «часто связаны со страхом перед мастурбацией, с сексуальными излишествами, а также бывают вызваны наркотиками»[4].

Приступы коро могут длиться в течение часов, дней и даже недель. Современное лечение заключается в лекарственной терапии и психотерапии. Однако методы народного лечения значительно более любопытные — например, когда «семья и друзья держат пенис больного из страха, что он исчезнет в брюшной полости»[4].

В 1987 г. доктор Мэрионда Шер столкнулась с первым случаем коро у взрослого человека, рожденного в США. Она описывает пациента, поступившего в больницу Сиэтла, так:

*...неженатый молодой человек кавказского типа, 25—26 лет, без истории психических заболеваний... Он оказался в больнице с жалобой на отсутствие эрекции в течение последних 4—5 дней. Он говорил: «С ним происходит что-то странное. Он уменьшается, и поэтому я постоянно к нему прикасаюсь, проверяя, в порядке ли он». Пациент боялся, что его пенис и яички исчезнут в брюшной полости. С начала возникновения этой проблемы он стал проявлять чрезвычайную тревожность. Он плохо спал, мысли казались*

*«замедленными и спутанными». За пару дней до госпитализации он поделился своей проблемой с родителями, но они только смутились и рассердились, отчего его страх лишь усилился... [Наконец] вечером, перед тем как оказаться в больнице, он на глазах у матери зарядил пистолет и сделал вид, что собирается покончить с собой. На следующее утро сестра привезла его в больницу*[5].

После сеансов терапии Шер поняла, что перед ней проблемная, беспокойная личность. Старший брат пациента заболел шизофренией во Вьетнаме. Сам пациент был «особенно близок» с матерью. Почти вся его семья, где он был пятым из восьми детей, жила в одном доме. Они были фундаменталистами. Шер пишет, что ее пациент всегда был застенчивым и нервным, плохо учился, перебивался случайными заработками и до госпитализации не работал три месяца[5].

Шер рассказывает, что он страдал ожирением, повышенным давлением, ежедневно потреблял много алкоголя и мастурбировал пять-шесть раз в день, хотя и «испытывал чувство вины из-за своей мастурбации, поскольку религия это запрещала». Шер отмечает, что ее пациент «чувствовал, что "добавляет ран на спину Христа каждый раз", когда это делает». Молодого человека не привлекали мужчины, а его отношения с женщинами всегда заканчивались неудачей. Он утратил надежду жениться или хотя бы просто покинуть дом. Пациент провел в больнице 13 дней, принимая небольшие дозы психотерапевтических лекарств и выслушивая заверения в том, что его симптомы — воображаемые.

Как потом выяснилось, в 12 лет этот молодой человек пережил краткую связь с сестрой, той самой, которая привезла его в больницу[5, 6].

## Психоз Виндиго

Индейцы-алгонкины, живущие на северо-востоке Канады, верят в ужасное чудовище по имени Виндиго. Это гигантское, похожее на камень создание пяти метров в высоту, питающееся человеческим мясом. У него страшная пасть с огромными, кривыми и острыми как бритва зубами. Он постоянно шипит и производит другие жуткие звуки. Его совиные глаза налиты кровью, а метровые ступни оканчиваются единственным огромным когтистым пальцем. Он живет в темных лесах и совершенно невосприимчив к холоду. Убить его практически невозможно. Когда он начинает преследовать свою жертву, та обречена. Если охотник не возвращается с охоты, считается, что на него напал Виндиго.

У этого народа психоз Виндиго проявляется в уверенности, что кто-то оказался одержим духом лесного монстра. Причиной одержимости считается неспособность добыть еду для семьи — это для членов племени и огромная личная неудача, и проступок, имеющий общественное значение. Как и само чудовище Виндиго, психотики испытывают сильнейшее навязчивое желание есть человеческое мясо. Обычно они удовлетворяют свое каннибальское желание, нападая на членов собственной семьи. Индейцы вполне способны убить и съесть своих близких, если их не остановить. Они верят, что потеряли контроль над своими действиями, и единственным избавлением для них является смерть. По словам Мортона Тейчера, написавшего работу по психологической антропологии «Психоз Виндиго», больные часто просят убить их и не противятся собственной смерти[7].

Каннибализм — нарушение величайшего табу среди алгонкинов, которым довольно сложно добывать пищу, особенно во время долгих зимних месяцев. Так сложилось, что голод для них представляет постоянную угрозу. Сознательные или бессознательные каннибальские порывы можно обуздать только с помощью дисциплины и порядка.

## Сусто

В Центральной Америке сусто называют психическое заболевание, при котором больному кажется, что он утратил свою жизненную силу. Сон становится беспокойным, а сам больной — апатичным, погружается в депрессию. Человек теряет аппетит, не обращает внимания на состояние одежды и личную гигиену и не способен выполнять нормальные повседневные обязанности. От сусто можно умереть, что иногда и происходит. Хотя люди медленно угасают, врачи не находят у них физических признаков заболеваний или повреждений. Больные говорят, что сусто возникает после внезапного сильного испуга или другой травмы. Сусто называют *espanto, perdida del alma* или *chibih*.

Антропологи из Калифорнийского университета проанализировали это необычное расстройство, часто наблюдающееся в мексиканском штате Оахака[8]. Они исследовали 48 больных сусто разного возраста в течение семи лет. Восемь человек из этой группы умерли. В контрольной группе из 48 человек, у которых не было сусто, не умер ни один. Исследователи пришли к выводу, что причины этого заболевания социальные, а не биологические. Они предположили, что люди заболевают сусто, если по каким-то причинам не могут оправдать ожидания общества. Если они не выполняют свою роль, к которой пытались приспособиться, то находят выход в заболевании и, в итоге, в смерти[8,9].

## Амок

Это психическое заболевание проявляется в напряженных раздумьях, за которыми следуют вспышки агрессии, проявления жестокости или даже убийство. Часто оно возникает из-за пережитого оскорбления и поражает только мужчин из Лаоса, Филиппин, Малайзии, Полинезии, Папуа — Новой Гвинеи, а также навахо и пуэрториканцев.

## Усталость мозга

Усталость мозга — психический синдром, наблюдавшийся исключительно в Западной Африке. При нем больной испытывает общее ощущение усталости, из-за чего ему становится сложно концентрироваться и что-либо вспоминать. Интересно, что это состояние возникает среди студентов университетов и учащихся школ, когда те переживают крайнее умственное напряжение.

## Призрачная болезнь

Встречающаяся среди различных индейских племен, эта болезнь вызывает кошмары, физическую слабость, чувство безысходности, ощущение опасности, потерю аппетита, обмороки, головокружение и галлюцинации. Призрачная болезнь связана с беспокойством по поводу смерти и мертвых. Она свойственна культуре американских индейцев.

## Тайджин киофушо

Встречающееся только в Японии, это психическое заболевание вызвано сильным страхом, что тело че-

ловека оскорбляет других своим видом, движениями
или запахом. Иногда больной убежден, что может
уменьшаться под взглядом других людей.

## Хва-бьюн

У корейцев подавление сильного гнева может вызвать
заболевание, характеризующееся бессонницей, приступами паники, страхом перед грядущей смертью,
нарушением пищеварения, сильным сердцебиением
и болями во всем теле.

## Спящая кровь

Португальцы с островов Кабо-Верде называют это
заболевание *sangue dormido* — «спящая кровь». Когда
человек нарушает важные общественные законы, его
кровь может «заснуть». При болезни могут возникнуть боль, онемение, паралич, конвульсии, инсульт,
слепота, сердечный приступ и выкидыш у женщин.
Иногда у человека создается ощущение, что его мозг
сморщивается[10].

Подводя итог, можно сказать, что в вопросах душевного здоровья всегда необходимо учитывать
социальные и культурные аспекты. Иногда психическое заболевание является результатом сильного
общественного давления. К примеру, анорексия
у женщин может быть связана (по крайней мере

отчасти) с их попытками подогнать собственное тело под недостижимый идеал, который навязывается индустрией моды.

Как видно на примере отдельных заболеваний, некоторые люди даже предпочитают смерть неудаче.

## ЧТО ВЫЗЫВАЕТ БОЛЕЗНЬ АЛЬЦГЕЙМЕРА?

Многие исследователи полагают, что снижение у человека уровня нейромедиатора ацетилхолина может быть связано с ухудшением психического состояния при болезни Альцгеймера. Некоторые полагают, что лекарство с НАД-h, веществом, которое используется клетками для выработки энергии, поможет стимулировать производство ацетилхолина, остановить потерю нейронов и блокировать симптомы заболевания. В одном австралийском исследовании у пациентов, ежедневно принимавших НАД-h, наблюдалось улучшение памяти после всего лишь двух недель лечения[11].

## ПОБЕДА НАД БОЛЕЗНЬЮ АЛЬЦГЕЙМЕРА

Большое исследование проходит в *Cyto-Therapeutics*, биотехнологической компании в Сан-Диего. Для защиты нейронов от гибели ученые изучают воздействие природного вещества под названием «фактор роста нервов» (ФРН), вводя его в мозг пациентов с болезнью Альцгеймера. Если ФРН сработает, то недуг может быть побежден[12].

## БОЛЕЗНЬ АЛЬЦГЕЙМЕРА И ИММУННАЯ СИСТЕМА

Никто точно не знает, чем вызвана болезнь Альцгеймера. Однако существует удивительная гипотеза, у которой появляется все больше сторонников: сама иммунная система может ухудшать течение болезни. В организме накапливаются белки (бета-амилоиды), которые выстраиваются вокруг клеток мозга и слипаются. Иммунные клетки пытаются их разрушить, в результате чего в качестве побочного продукта высвобождаются токсины, разрушающие здоровые клетки мозга. Таким образом, болезнь Альцгеймера сходна с другими аутоиммунными заболеваниями, например артритом и волчанкой[13].

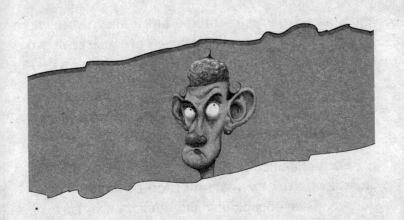

# Глава 30

# Застенчивый мозг

Социофобией психологи называют чрезмерную застенчивость.

В разной степени застенчивых людей много (около 40 %), но неизвестно, сколько из них можно назвать социофобами. В результате исследования 1995 г., описанного в журнале «Психология сегодня», было обнаружено, что 48 % американцев считают себя стеснительными[1]. В докладе, сделанном на первой австралийской конференции по социофобии (1996 г.), приводилась приблизительная оценка распространения социофобии в Австралии: ею страдал один из шести жителей страны. Если это так, социофобия может являться третьим по распространенности психическим расстройством (после алкоголизма и депрессии)[2]. Для стеснительных людей жизнь может быть чрезвычайно тяжелой, но они слишком застенчивы, чтобы в этом признаться.

Социофобией называют постоянный страх человека оказаться в ситуации, где он будет выставлен на всеобщее обозрение, или попасть в унизительное, неприятное положение. Впервые описанная в «Английском журнале по психиатрии» в 1970 г., социофобия вошла в медицинскую терминологию в 1980 г.[3]

Ситуация, вызывающая социофобию, называется социофобной ситуацией (СФС). Исследователи говорят, что СФС может быть связана с любым местом, собранием, где встречаются и общаются двое и больше человек: работа, школа, деловые встречи, вечеринки, спортивные или развлекательные мероприятия и даже спальня. Таким образом, СФС возникает, когда человек попадает в поле зрения других и может подвергнуться критике. До тех пор пока социофоб не раскроет свой страх, невозможно узнать степень его боязни. То, в чем мы не видим никакой угрозы, для такого человека может оказаться пыткой.

Три наиболее распространенные ситуации, в которых возникает социофобия, связаны с написанием чего-либо перед аудиторией, приемом пищи в общественном месте и публичным выступлением. Публичное выступление — наиболее пугающая ситуация. Люди — единственные существа, обладающие способностью к речи, и выступление перед аудиторией частенько заставляет нас замирать от страха.

Исследователи говорят, что на СФС человек чаще всего реагирует тремя способами. Первый — попытка избежать пугающей ситуации (что предпринимается практически при любой возможности). Второй — стремление не привлекать к себе внимания и контролировать свое поведение до конца ситуации. Третий — проявление физических симптомов, указывающих на стресс (до, во время или после СФС). К таким симптомам относятся покраснение, потение, непроизвольное сокращение мышц, дрожание, ускоренное сердцебиение и потребность сходить в туалет. Таким образом, теоретически риск осуждения и унижения довольно высок, из-за чего некоторые буквально дрожат от страха.

Интересно, что физические симптомы СФС можно измерить в лабораторных условиях. В серии экспериментов, проведенных в Питтсбургском университете, людей просили произнести импровизированную речь, и их систолическое давление опасно повышалось[4].

Корни социофобии часто кроются в раннем детстве. Физические симптомы социальной фобии могут возникать даже у двухлетних детей. Это обнаружили ученые из Гарвардского университета в процессе изучения детской застенчивости. Шестилетнее исследование закомплексованных и незакомплексованных детей показало, что сердечный ритм значительно выше у первой группы (застенчивых и социофобов). Показатели оставались высокими на всех этапах измерения в течение шести лет[5].

Исследование процесса мышления социофобов подтверждает, что они боятся отрицательной оценки со стороны окружающих. Но это не единственное, что происходит у них в голове. У социофобов преобладают негативные мысли. Это обнаружилось в результате нескольких исследований доктора Р. Дж. Хаймберга и его коллег[6].

Между учеными-психологами давно идут споры о том, когда застенчивость переходит в социофобию. Доктор Сэмюэл Тернер с коллегами пытались отыскать эту границу, однако они признают всю сложность задачи, ведь и у застенчивых, и у социофобов проявляются одни и те же симптомы[7].

К счастью, беседы с психологом и другие формы терапии эффективны при социофобии. «В каждом случае... состояние пациента после лечения изменялось в лучшую сторону», — утверждают доктора Г. Р. Джастер и Хаймберг[8]. Иногда требуются и психотропные препараты. Например, исследование медицинской школы Гарвардского университета, связанное с плюсами и минусами одного такого лекарства — клоназепама (противосудорожного средства), показало, что оно оказывает чрезвычайно положительное воздействие[9].

Что же не так с мозгом социофоба? Доктор Дж. У. Джефферсон считает: «Несколько открытий указывает на то, что нарушение выработки серотонина [в мозге] может играть некоторую роль в этиологии заболевания»[10].

В любом случае социофобии нельзя стыдиться. Если вас мучает что-то подобное, постарайтесь получить помощь. Не стесняйтесь просить о ней[11].

## ИЗБИРАТЕЛЬНАЯ НЕМОТА

Галофобия, или страх публичного выступления, является самой распространенной среди взрослых фобией. Она связана с такими действиями, как произнесение речи перед аудиторией или общение с группой, но не касается обычных разговоров. Избирательная немота — термин, которым специалисты называют нежелание говорить в непривычной социальной обстановке. Он характеризует тех, кто в группе всегда ведет себя тише других. Некоторые эксперты считают, что избирательная немота — самостоятельный диагноз, а другие относят ее к симптомам социофобии.

Психиатры из Национального института психического здоровья США, разбирая случай двенадцатилетней девочки, изучили литературу, касающуюся этой темы, и пришли к выводу, что избирательная немота «может быть проявлением социофобии, а не отдельным диагнозом»[12].

## ЗАИКАНИЕ МАСКИРУЕТ СОЦИОФОБИЮ

Заикание — широко распространенная проблема, касающаяся как детей, так и взрослых. По мнению группы канадских психиатров, многие заикающиеся взрослые на самом деле страдают социофобией. Таким образом, если врач следует рекомендациям Американской психиатрической ассоциации, изложенным в «Справочнике по диагностике и статистике психических расстройств» (DSM-IV), библии психиатров, то пациента лечат не от того:

«Многие заикающиеся взрослые имеют очевидные признаки социальной тревожности, возникшие в результате познавательно-поведенческих вмешательств. Не упоминая о связи заикания с социофобией, справочник не позволяет идентифицировать социофобию в качестве источника проблемы и ограничивает возможности лечения»[13].

## ХРАНЕНИЕ И ВОСПРОИЗВЕДЕНИЕ ИНФОРМАЦИИ В МОЗГЕ

Исследования говорят о том, что за хранение и воспроизведение событий отвечают разные структуры мозга, расположенные в отдельных его областях. По результатам шведского исследования, проведенного посредством

ПЭТ, измеряющей приток крови к различным частям мозга при их стимуляции, предлобные доли входят в общую сеть памяти, получающую от нейронных «корреспондентов» сообщения о содержании, месте или времени произошедшего события[14].

## ЭПИДЕМИЧЕСКАЯ ИСТЕРИЯ

Есть множество свидетельств, подтверждающих существование такого явления, как эпидемическая истерия. Симптомы заболевания начинают проявляться в группе людей без видимых причин. Этой группой могут оказаться ученики одной школы, путешественники в автобусе или слушатели рок-концерта. Помимо обмороков и галлюцинаций в список симптомов входят рвота, понос, лихорадка и обезвоживание организма. Такое состояние может длиться от нескольких часов до нескольких дней. Если расстройство не объясняется тепловым ударом или пищевым отравлением, единственным вариантом остается диагноз эпидемической истерии. По мнению доктора Франсуа Сируа, «основное требование [в постановке диагноза] — точность. Самые вероятные причины недомогания в подобной ситуации — 1) тепловой удар, 2) пищевое отравление, 3) отравление газом, 4) аллергия, 5) инфекция — обычно имеют более длительный инкубационный период, а приступы повторяются и дома».

Когда у человека проявляются эти признаки, окружающие начинают испытывать те же симптомы. В стрессовой или конфликтной ситуации люди идентифицируют себя с больным человеком и подражают ему. Сируа добавляет, что в развитии эпидемической истерии (в отличие от других форм расстройства) имеют значение три фактора: 1) групповая регрессия, 2) идентификация с указанными случаями и 3) бессознательная природа глубинных конфликтующих представлений[15].

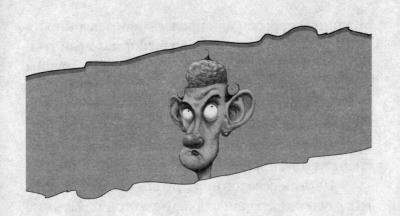

# Глава 31
# Суицидальный мозг

Есть ли такое явление, как суицидальный мозг? Сейчас многие ученые убеждены, что одни из нас действительно более склонны к самоубийству, чем другие. Подверженность депрессии — нередко предшественнику самоубийства — связана с биохимией нашего мозга. Все больше экспертов приходят к мнению, что действительно можно говорить о суицидальном мозге.

Исследование, о котором стало известно в 1989 г., показало, что в мозге людей, пребывающих в со-

стоянии депрессии или проявляющих склонность
к самоубийству, как правило, ненормальный уровень серотонина и норэпинефрина. Две группы
ученых — одна из Филадельфии, другая из Мэрилен-
да — опубликовали статьи в одном и том же номере
«Материалы по общей психиатрии», показав, что
с настойчивыми попытками самоубийства и агрес-
сией связаны проблемы с уровнем серотонина[1, 2].

В 1991 г. исследования группы ученых из США
и Израиля поддержали теорию о связи суицидального
поведения с определенными биохимическими аномалиями мозга. Ученые выявили, что нервные клетки,
регулирующие чувство удовольствия и огорчения,
у самоубийц заметно отличаются от тех же клеток
у людей, умерших по естественным причинам[3].

Ученые США и Израиля первыми обратили внимание на опиоидные рецепторы самоубийц, играющие
важную роль в негативных и положительных пере-
живаниях. Исследователи измерили концентрацию
опиоидных рецепторов у 12 самоубийц, которые
ничем не болели и не принимали лекарств (предположительно, у этих людей была депрессия). У них
обнаружилось значительное увеличение — от 100 до
800 % — концентрации мю-рецепторов*. Концентрация же дельта-рецепторов** была на 50 % ниже, чем
у 12 человек, умерших от иных факторов[3].

---

\*   Рецепторы, отвечающие за болевые ощущения. — *Примеч. ред.*
\*\* Рецепторы, отвечающие за психоэмоциональное состояние
и поведение человека. — *Примеч. ред*

Науке мало известно о типах опиоидных рецепторов или об особых опиоидах мозга, с которыми эти рецепторы взаимодействуют. Однако, по словам доктора Дэвида Бэрона из Национального института психического здоровья США, все эти открытия крайне интересны[4]. Он добавляет: «Предположение о возможной аномалии в опиоидной системе очень важно. От пациентов, склонных к суициду, часто можно услышать: "Я больше не могу выносить эту боль", когда они говорят о боли и физической, и душевной»[4].

Член группы ученых из США и Израиля, доктор Анат Бигон, говорит:

> Мы знаем, что люди, подверженные депрессии, очень часто страдают от хронических болей. Это может указывать на дефект в опиоидной системе... Суть депрессии — агедония, или неспособность испытывать удовольствие. Опиоидные рецепторы — важнейший компонент системы вознаграждения мозга[5].

Бигон подтверждает, что наука пока не может ответить на крайне важный вопрос о причине изменения концентрации рецепторов в мозге самоубийц. Однако благодаря экспериментам на животных становится ясно, что концентрация опиоидных рецепторов часто повышается в ответ на отсутствие опиоидов.

Напрямую влиять на рецепторы могут генетические факторы и окружающая среда. Однако пока что это лишь научные предположения. Тем не менее Бигон говорит, что «изменения в опиоидной системе вызывают депрессию... Высока вероятность того, что именно они вносят вклад в появление отклонений»[5].

Исследователи продолжают проводить дальнейшие опыты, используя отслеживаемые антитела, нацеленные на опиоидные белки, для измерения концентрации опиоидов у нормальных людей и страдающих депрессией. После того как эти эксперименты закончатся, мы приблизимся к пониманию того, действительно ли у некоторых из нас суицидальный мозг.

Если такое явление существует, как проверить, склонны вы к самоубийству или нет? Когда-то подобный тест считался невозможным, поскольку для него были бы необходимы образцы мозговых тканей. Однако исследователи из Иллинойса разработали простой способ измерения количества рецепторов тромбоцитов в крови, которое отражает их уровень и в тканях мозга[6]. В XXI в. такие тесты станут обычным делом.

## Самоубийство как сезонное явление

Самоубийство — явление сезонное. В Южном и Северном полушариях число самоубийств весной

и летом увеличивается, а осенью и зимой снижается. Однако время всплеска суицидов — период
рождественских отпусков — в Южном полушарии
приходится на лето, а в Северном — на зиму.

Результаты нескольких исследований показывают, что количество нейромедиаторов, включенных
в психологические реакции на стрессы различного
типа, повышается и снижается в соответствии с временем года[7].

Эксперименты, проведенные еще в 30-х гг. XX в.,
показывают, что самоубийство связано с бурями.
В работе К. А. Миллса написано:

*1. Прослеживается серьезное влияние бурь
на случаи самоубийств и убийств в городах
Северной Америки. Их больше не там, где
развито промышленное производство, а,
скорее, где часты изменения в атмосферном
давлении и температуре. 2. Самоубийства
по времени совпадают с погодными
изменениями, обусловленными, к примеру,
перемещением циклонов и антициклонов.
При снижении давления и подъеме
температуры уровень самоубийств резко
возрастает. Нередко пики случаев суицидов
приходятся на время падения давления.
При повышении давления и похолодании
происходит меньше самоубийств[8].*

## МЕНЬШЕ САМОУБИЙСТВ ПРИ СИЛЬНЕЙШЕЙ ДЕПРЕССИИ

Разумеется, депрессия — это первый и главный признак того, что человек способен решиться на самоубийство. Однако, как ни странно, исследования показывают, что реже всего совершают самоубийства люди в *тяжелейшей* депрессии. Они настолько подавлены, что не могут поднять на себя руку. К примеру, пациенты с наиболее тяжелой формой шизофрении чаще остальных страдают от «синдрома дефицита». Этот синдром проявляется в апатии, отсутствии эмоций и интереса к чему бы то ни было, а также в полном отказе от общения. В одном исследовании 1994 г. говорилось, что среди 46 пациентов с шизофренией ни один человек с «синдромом дефицита» не покончил с собой, в то время как 10 человек, не имевших этого синдрома, совершили самоубийство. По мнению исследователей, «„синдром дефицита" спасает от самоубийства»[9].

## ПРЕРЫВАНИЕ ВНИМАНИЯ

Уходит ли мозг в отпуск? В некотором смысле, да. Мозг берет много тысяч крошечных выходных в день каждый раз, когда мы что-то видим. После того как мозг воспринял визуальную информацию, у него происходит «перерыв во внимании», длящийся несколько сотен миллисекунд. В это время он не способен ничего воспринимать. Эксперименты показывают, что в процессе таких «прерываний» человек не может запоминать поступающие к нему сведения.

До какой степени мозг спит на работе? Информация просто не запоминается или он ее вообще не воспринимает? В серии тестов на активацию памяти исследователи доказали, что мозг обрабатывает информацию, но не способен переместить ее в кратковременную память[10, 11].

## ЭРГОТИЗМ

Эрготизм — это отравление, при котором людям кажется, будто они охвачены пламенем. Человек переживает сильнейшие конвульсии, острые боли в брюшной полости; создается ощущение, что сгораешь заживо. Многие жертвы недуга слепнут, сходят с ума или умирают. Иногда пациенты ранят себя, чтобы «избавиться от ощущения горения».

Лечения от этого не существует. Эрготизм вызывается ядовитым грибом спорыньей, который поражает пшеницу и рожь. Когда из зараженного зерна пекут хлеб, грибок поражает мозг и вызывает галлюцинации. Эпидемии эрготизма охватывали целые города; последний документально подтвержденный случай массового заболевания был зафиксирован в Понт-Сен-Эспри во Франции в 1951 г. Несколько человек пытались покончить с собой. Одна 68-летняя женщина выбросилась с третьего этажа больницы, чтобы спастись от пламени, которое ее «пожирало»[12].

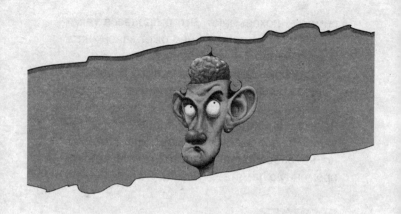

# Глава 32

# Мозг в поисках острых ощущений

Почему многие из нас стремятся к острым ощущениям? Почему мы так часто испытываем удовольствие от опасности? Почему прыгаем с мостов, привязавшись к эластичным тросам, занимаемся парашютным спортом, альпинизмом, ныряем в океан с акулами или водим машину на высокой скорости? Исследования говорят, что нам свойственно испытывать возбуждение от опасности.

В 1970-х гг. И. С. Бернштейн сообщил о результатах эксперимента над обезьянами. Несколько животных поместили в клетку с вертикальными столбами, по которым можно лазать. Вершина одного из столбов была под электрическим напряжением. Когда обезьяна забиралась на него, она получала легкий удар током. Обнаружилось, что именно этот столб стал самым популярным. Все обезьяны, участвовавшие в эксперименте, изъявляли желание карабкаться именно на него. Но когда электричество отключали, животные начинали относиться к нему, как к остальным. Бернштейн сделал заключение, что обезьяны стремятся к возбуждению, даже если его цена — боль. Они ищут его в чувстве опасности[1].

Возбуждение у людей изучал еще в 1920-х гг. доктор Уолтер Кеннон. Физиолог выяснил, что, когда человек оказывается под угрозой, у него возникают реакции «беги или сражайся»[2]. Далее опыты показали, что такое возбуждение может возникать и при отсутствии реальной физической угрозы, благодаря одним лишь эмоциям. Возьмем, к примеру, половое возбуждение. Эмоции вызывают половое возбуждение, которое, в свою очередь, готовит организм к сексуальной активности.

Признаки возбуждения проявляются в усилении концентрации внимания, повышении сердцебиения, учащении дыхания, увеличении потоотделения и появлении сухости во рту. Эти приметы контролируются автономной нервной системой (АНС), работающей с ретикулярной активирующей системой (РАС). АНС распределена по всему организму и управляет его внутренней жизнью, например сердечным ритмом. РАС находится в стволе мозга и выполняет роль ворот, определяя стимулы, приходящие извне. Если стимул важен, РАС посылает сигналы коре мозга, чтобы на него было направлено больше внимания. Если нет, РАС позволяет коре его проигнорировать.

Почему же мы жаждем возбуждения от опасности? По мнению психолога доктора Майкла Эптера, мы стремимся к опасности, поскольку для нас это естественно. В противоречие мнению Фрейда, мы жаждем не покоя, а возбуждения — в том числе и от риска.

В книге «Опасная грань: Психология возбуждения» Эптер пишет, что поиск опасности не только приносит нам удовольствие, но и необходим для нашего развития. Если бы по крайней мере *некоторые* представители человечества не пытались достичь своих целей, несмотря на опасности, мы бы до сих пор жили в пещерах. Эптер убежден, что удовольствие от риска служит дополнительным природным стимулом для того, чтобы подойти к краю и сделать прыжок. Через сотни поколений удовольствие от достижения подобных целей превратилось в поиск острых ощущений ради них же самих.

Как регулируется стремление к опасности? Эптер полагает, что люди обладают механизмом, контролирующим жажду острых ощущений. У нас есть «защитная структура», имеющая отношение к нашей активности. В любой момент мы находимся в одной из трех зон.

1. Зона безопасности. Когда мы не подвержены физическому риску и не испытываем возбуждения. Пример: домашний отдых.

2. Зона опасности. Если мы подвергаемся физическому риску и испытываем возбуждение от игры с опасностью. Пример: вождение машины на высокой скорости.

3. Зона травмы. Когда мы попадаем в катастрофу, связанную с «выпадением из зоны опасности». Вождение на высокой скорости приводит к травмам или даже смерти[3].

По мнению Эптера, большинство из нас живут в зоне безопасности. Но нам нравится и зона опасности, даже если иногда мы оказываемся в зоне травмы (как обезьяны, которые любили карабкаться на электрический столб, несмотря на ожидающий их удар током).

Доктор Эптер предполагает, что выбор времени, в течение которого мы хотим оставаться в зоне опасности, регулирует «защитная структура», отделяющая зону опасности от зоны травмы. Без «защитной структуры» мы бы испытывали лишь тревогу и страх перед тем, что в зоне травмы нас ожидает боль, и избегали бы таких ситуаций. К тому же «защитные структуры» у людей с психическими отклонениями работают не слишком хорошо. Однако Эптер утверждает, что эта структура позволяет нам стремиться к возбуждению до самой границы зоны травмы. Исследователь называет это опасной чертой[3].

Эптер пишет:

> *...защитная структура может основываться на уверенности человека в себе, в тех, кто сможет ему помочь, в доступности физической помощи, а также других аналогичных факторах. Эффект ее действия заключается в том, что человек способен очень близко подойти к рискованной ситуации, не столкнувшись с реальной угрозой[3].*

Когда дело становится опасным, защитная структура служит чем-то вроде презерватива для души[4].

---

## МОЗГИ ПУТЕШЕСТВУЮТ ПО НЕВИДИМОМУ ИНФОРМАЦИОННОМУ ШОССЕ?

Философ Карл Густав Юнг полагал, что люди обладают коллективным бессознательным. Эта идея может быть недалека от реальности. В одном удивительном исследовании говорится, что, по крайней мере, теоретически мозги людей способны общаться между собой. Из-за электромагнитной природы человеческого мозга это взаимодействие могло бы походить на радио. Человеческий мозг может работать на относительно низкой частоте, возможно в пределах 0,1 Гц. Невролог доктор М. А. Персингер отмечает: «За два последних десятилетия появилась возможность, ранее немыслимая, но теперь постепенно становящаяся реальностью. Она заключается в технической доступности того, чтобы напрямую влиять на большую часть шести миллиардов мóзгов человеческих существ»[5].

## СПОСОБЕН ЛИ МОЗГ СОЗДАТЬ ВЕЛИКОГО СПОРТСМЕНА?

Возможно, мозг все же сильнее, чем мышцы! Некоторые факты указывают на то, что причина, по которой некоторые великие спортсмены превосходят других, состоит в быстрой реакции их мозга.

Невролог из Чикаго, доктор Гарольд Клэванс, приводит в пример канадскую хоккейную звезду Уэйна Грецки, обладающего самыми быстрыми рефлексами из тех, какие только регистрировались неврологами. Возможно, по этой причине Грецки со скоростью молнии способен перехватить шайбу и послать ее в ворота противника лучше, чем это мог делать любой другой профессиональный игрок за всю историю хоккея[6].

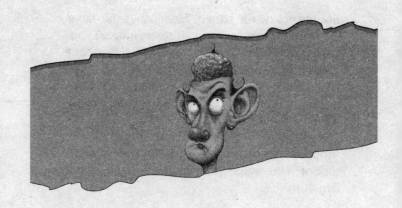

# Глава 33

# Мозг **и нарушение**

# **восприятия времени**

Может ли изменение восприятия времени помочь диагностике и лечению психических заболеваний?

Некоторые психологи уверены, что может. Эту теорию проверяют несколько групп ученых по всему миру. Некоторые из них оборудовали камеры временной изоляции, помещали туда пациентов или обычных людей, а затем наблюдали за тем, что происходит с поведением и здоровьем человека, если временем манипулировать. Один из известных исследовательских центров, работающих с такими камерами, находится в больнице при Пенсильванском университете в Филадельфии.

На первый взгляд камера походит на свежевыкрашенный номер гостиницы среднего уровня, с современной ванной комнатой. Но при внимательном рассмотрении обнаруживается, что здесь нет окон, потолок покрыт световыми панелями, а вход в другие комнаты закрывают толстые двери.

Психологи могут сделать так, что внутри этой камеры в часе будет 50 минут, в сутках — 36 часов, а ночь наступит в дневное время. Они способны легко менять естественный ход времени. Манипулируя светом, часами, температурой и другими факторами, ученые надеются изменить у человека, сидящего в камере, восприятие времени и использовать полученные результаты для диагностики и лечения психических заболеваний.

Используя видеокамеры, компьютеры и медицинское оборудование, исследователи надеются больше узнать о тревожных расстройствах, шизофрении, депрессии и нарушениях сна, а также о влиянии на человеческое тело и сознание посменной работы, перемещения в другие часовые пояса и депривации сна.

«То, что мы здесь увидели [в больнице при Пенсильванском университете], просто потрясает, —

говорит доктор Дэвид Дингс. — Это место похоже на комнату, отделенную от всего остального мира: здесь нет ни окон, ни радио, ни телефонов — ничего, что позволяет понять, который час»[1].

Каждая камера тщательно защищена от радиоволн, изменений температуры, солнечного света, шума уборочных машин, запаха утреннего кофе — в общем, от всего, что может намекнуть человеку на настоящее время. Более того, камеры расположены на пружинах, чтобы люди не могли почувствовать вибрации, указывающие на происходящее в больнице, и догадаться о примерном времени суток. Это полная изоляция от внешнего мира, настоящая «камера безвременья».

Развивающаяся наука хронобиология исследует то, как время влияет на поведение и здоровье человека. По мнению доктора Питера Уайброу, коллеги Дингса, «хронобиология за последние 10 лет получила сильное развитие. Естественные циклы влияют на людей, и мы не всегда понимаем, как это происходит»[2]. Растет понимание того, что многие психические заболевания, такие как маниакально-депрессивный психоз и шизофрения, могут быть связаны с нарушением природных циклов[2]. Меняя в камере суточный ритм, врачи предполагают, что смогут вылечить человека, чья система каким-то образом потеряла структурную целостность. Они делают это через терапевтический процесс «ресинхронизации» пациента с реальным миром.

Помимо суточного ритма в больнице при Пенсильванском университете исследуются лунный (месячный) и городовой циклы. Смена времен года и влияние (если таковое существует) гравитационного притяжения Луны на здоровье и поведение все большее привлекают внимание исследователей.

Дингс полагает, что подобные исследования особенно важны в постиндустриальном мире, общество которого стремится к круглосуточно активному образу жизни. Хотя когда-то почти вся человеческая деятельность ночью прекращалась, сейчас многие предприятия, заводы, магазины работают круглые сутки. Какое влияние окажут эти перемены на человеческий организм?

Дингс подсчитал, что четверть населения промышленных стран время от времени выходит в ночную смену. Он сделал следующий вывод: «...хотя нет способа остановить активность общества круглые сутки (для большинства предприятий дешевле работать по 24 часа), мы должны понять границы биологических возможностей человека. Необходимо использовать это знание, чтобы минимизировать разрушительные последствия грядущих изменений»[1]. Он отмечает, что «общество на самом деле уже круглосуточно активно»[3].

Дингс упоминает, что многие компании переводят работников с первой на вторую, а затем на ночную смену. Это серьезно нарушает биологические часы, вызывает стресс, снижает продуктивность труда и приводит к несчастным случаям. Мы должны научиться распознавать тех людей, которые более подвержены несчастным случаям в позднее время суток. К примеру, необходимо создать специальный тест, для того чтобы выявлять пилотов или операторов атомных станций, которые могут уснуть на рабочем месте.

Как замечает Дингс, знания о суточном ритме уже пригодились для понимания того, в какое время дня лекарства оказывают максимальное действие на больного. Ученый говорит, что посредством экспериментов с камерами предстоит сделать еще много открытий в области человеческого поведения и здоровья.

Доктор Рон Граншейн, сиднейский специалист по проблемам нарушения сна, говорит, что камеры временной изоляции «очень полезны в качестве исследовательских инструментов». Однако он добавляет: пока не доказана возможность лечить с помощью камер такие заболевания, как шизофрения. Серьезные выводы можно сделать только после проведения скрупулезных исследований[4].

## МОЖЕМ ЛИ МЫ УЧИТЬСЯ ПОД НАРКОЗОМ?

Существует серьезное свидетельство того, что даже если человек находится без сознания, у него сохраняются восприятие и некоторая способность к обучению. Это может означать, что для обучения осознанное восприятие не обязательно. Может ли человеческий мозг обрабатывать информацию во сне? Узнаем, что говорит по этому поводу психолог из Шеффилдского университета доктор Джеки Андрейд:

«Теоретически, пациент, находящийся под общим наркозом, при пробуждении не должен помнить об операции. Случаи припоминания событий, происходящих во время операции, почти всегда связаны с неправильной анестезией. Однако проведенное Левинсоном в 1965 г. исследование указало на возможность обработки информации, несмотря на качественную анестезию. Ученый привел примеры 10 пациентов, которым делали стоматологическую операцию, в процессе которой имитировалась кризисная ситуация и анестезиолог восклицал: "Остановите операцию — у пациента слишком синие губы. Нужно добавить кислорода". Впоследствии больные не помнили об этом "кризисе". Однако спустя месяц под гипнозом четверо из них дословно повторили восклицание анестезиолога, а другие четверо вспомнили его частично»[5, 6].

## НЕЙРОДЕГЕНЕРАТИВНОЕ ЗАБОЛЕВАНИЕ — ПРОБЛЕМА В СЕМЬЕ

Когда родители передают своим детям плохие гены, может возникнуть нейродегенеративное заболевание. Испорченные гены вызывают недостаток определенных ферментов. Из-за отсутствия этих ферментов в кровь попадают токсины. Эти токсины постепенно собираются в печени, селезенке, костях и, что наиболее опасно, в мозге. К примеру, болезнь Тай-Сакса способна погубить кажущегося вполне здоровым младенца. Ребенок впадает в кому, умирая в течение нескольких лет, и с этим ничего не поделаешь[7].

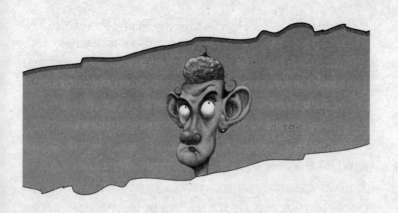

## Глава 34

# Травмированный мозг

Оказывается, одно-единственное переживание крайнего ужаса может изменить биохимию мозга. Такой страх делает людей более чувствительными к выбросам адреналина, производящим разрушительный эффект, сохраняющийся на протяжении десятилетий[1].

Ученые заметили, что чувствительность к выбросам адреналина является основным фактором в посттравматическом стрессовом расстройстве (ПТСР). При ПТСР человек может болезненно воспринимать обычные события. ПТСР поражает выживших в катастрофах, ветеранов битв, пострадавших от преступлений и миллионы других людей по всему свету.

Сейчас существует прямое свидетельство того, что ПТСР имеет биологическую основу. Ряд исследований указывает на то, что при стрессе изменяются особые участки мозга. Некоторые ученые верят в возможность разработки лечения биологических изменений при ПТСР. Один из таких ученых — доктор Деннис Черни из Йельского университета — отмечает:

*Жертвы разрушительной травмы могут навсегда измениться биологически, был ли это бесконечный ужас сражения, пытки, постоянное насилие в детстве, единственное столкновение с ураганом или катастрофа, едва не закончившаяся гибелью. Все неконтролируемые стрессы могут иметь одинаковое биологическое воздействие[2].*

Черни добавляет: для того чтобы в мозге произошли изменения, люди должны пережить запредельный стресс. Он может быть связан с невероятной угрозой жизни или здоровью, при которой человек не контролирует ситуацию. Менее серьезные стрессы, например из-за финансовых проблем или даже смерти близкого человека, не вызывают преобразований на уровне биологии.

Чем сильнее травма, тем вероятнее возникновение ПТСР. Однако исследователи до сих пор не могут понять, почему у одних людей, столкнувшихся с катастрофой, возникают симптомы ПТСР, а у других — нет. И еще одна загадка — почему у некоторых такие симптомы длятся 40 лет и больше, а у некоторых в скором времени исчезают, спонтанно или после терапии?

По мнению Черни, доказательства биологических изменений при стрессах множатся с середины 1980-х гг. Он приводит примеры лабораторных опытов на животных, подвергавшихся стрессу. При таких экспериментах ученые исследуют мозговую активность животных под действием электрических разрядов.

Изменения происходят в трех областях. Во-первых, затрагивается голубое пятно — структура, регулирующая производство мозгом катехоламинов. Эти гормоны мобилизуют нас в опасной ситуации. Судя по всему, при ПТСР голубое пятно становится гиперактивным и выделяет слишком много гормонов, даже если человеку ничего или почти ничего не угрожает.

Во-вторых, возрастает высвобождение кортикотропина. Это еще один гормон, влияющий на организм в критической ситуации. Количество его регулируется частью мозга, связывающей гипофиз с гипоталамусом. При ПТСР происходит чрезмерное выделение гормона, даже если опасности на самом деле нет.

В-третьих, опиоидная система мозга также становится гиперактивной. Это может притуплять чувство боли. Подобное изменение вызывает «эмоциональное отупение», о котором часто упоминают люди с ПТСР. Оно проявляется в утрате способности испытывать нежные чувства[2].

Доктор Мэтью Фридман убежден, что «понимание процессов, происходящих в мозге после стресса, поможет создать лекарство, способное обратить изменения вспять»[3]. Как говорит доктор Леннис Этчерлинг, «быть жертвой... это не значит пережить страшную ситуацию всего один раз — угнетенное состояние может сохраняться месяцы и даже годы после катастрофы».

Те, кому удалось избежать смерти, часто имеют различные травмы, ожоги, переломы. Обычно это порождает психологические проблемы, особенно если человек оказывается обезображенным или испытывает постоянную боль.

У выживших после катастрофы людей часто наблюдаются истерия, тревога, гнев, депрессия, они нередко испытывают чувство вины. В 1944 г. в своей работе Линдеман исследовал людей, выживших при пожаре в Бостоне, где в 1942 г. сгорел ночной клуб «Кокосовая роща» и погибло около 490 человек[5].

Тем не менее серьезную психологическую травму получают и те, кто даже не находился на месте катастрофы. Семьи и друзей погибших тоже можно отнести к жертвам. Группа ученых из Миннесоты исследовала таких людей и выяснила, что их психическому здоровью наносится серьезный вред, особенно в тех случаях, когда чрезвычайное происшествие имеет серьезные последствия, например авиакатастрофа:

*Те, чьи родственники погибли в авиакатастрофах, оказываются крайне уязвимыми из-за непредвиденности и беспощадности этого события... Есть подтверждения того, что в такой ситуации смерть близких приводит к более тяжелому стрессу и разрушительным психологическим последствиям, нежели смерть ожидаемая. Сама внезапность авиакатастрофы увеличивает риск возникновения психологической травмы у членов семей и близких друзей жертв[6].*

Эксперты отмечают, что первое сообщение о смерти часто звучит слишком резко, грубо и наносит чрезвычайно глубокие психологические раны. Обычно об этом уведомляют «по телефону, когда встрево-

женные родственники ищут информацию о своих
близких. Семьи и друзья могут присутствовать на
месте аварии, ожидая новостей и испытывая тяже-
лый стресс»[6].

Ученые добавляют: «Обстоятельства катастрофы часто усугубляют травму. К примеру, это может
произойти в сезон отпусков, когда люди предвку-
шают радостное воссоединение. Но все оказывается
разрушенным в течение нескольких секунд»[6]. Когда
незадолго до Рождества 1985 г. чартерный рейс
армии США разбился у Гендера на Ньюфаундленде
и все 256 человек на борту погибли, их семьи узнали об этом в большом зале, где собрались отметить
возвращение близких. Комната была украшена
яркими транспарантами, дети с радостью предвку-
шали праздник. Армейский институт исследований
Уолтера Рида пришел к выводу, что такая обстановка
«только усилила шок, неверие и ощущение потери,
которое до сих пор не оставляет родственников
погибших»[7].

Изучение человеческого поведения подтверждает тот факт, что люди, работающие на местах катастроф, также подвержены серьезному психологическому риску. Первые реагирующие (пожарные,
полиция, врачи и служащие моргов) сталкиваются
с тяжелыми картинами, которые нередко остаются
с ними на всю жизнь. Исследования показывают, что
шок может усиливаться, если, во-первых, работники
идентифицируют себя с жертвами и осознают с ними

личную связь, а во-вторых, слишком долго трудятся, переходя за пределы своей психологической выносливости (что часто случается при авариях). К примеру, после катастрофы в Гендере лишь три из 256 обнаруженных тел оказались в относительной сохранности, и родственники смогли их опознать. «Это затягивает время обнаружения останков и процесс их опознания, и работники спасательных служб вынуждены дольше подвергаться стрессу»[6].

Те, кто приходит на помощь выжившим и их родственникам после катастрофы, также подвергаются психологическому риску. К примеру, после железнодорожной аварии 1977 г. в Сиднее группа исследователей обнаружила, что депрессия и ощущение беспомощности возникали у работников, в чьи задачи входило оказание эмоциональной поддержки скорбящим семьям[8].

В 1983 г. после пожара в Аделаиде во время Великого поста исследователи выяснили, что слишком тесное и частое общение между теми, кто поддерживает жертв катастроф, и самими пострадавшими вызывает у первых нарушения сна, усталость и мышечное напряжение. В особенности это касалось тех, кто эмоционально поддерживал и консультировал пострадавших[9].

Ученые из Миннесоты сообщили, что исследование тех, кто в 1985 г. принимал участие в устранении последствий авиакатастрофы рейса «Даллас — Форт-Ворт», показало: «У людей, работавших с семьями жертв, наблюдалось больше симптомов стресса, чем у любой другой группы»[6].

Доктор Б. Рафаэль, автор книги «Когда случается несчастье»,[10] считает, что для тех, кто оказывает помощь пострадавшим, существует три основных источника стресса.

1. Близкое столкновение со смертью, напоминающее о собственной уязвимости.
2. Разделение боли с жертвами и их семьями, которое часто выражается в эмоциональной идентификации.
3. Ролевая неопределенность и ролевой конфликт[10].

Есть и другие жертвы катастроф. К ним относятся руководители команд спасателей, общественные лидеры и, когда речь идет об авиакатастрофе, коллектив авиакомпании и персонал аэропорта[10].

После серьезной авиакатастрофы, унесшей более 200 жизней, одному из служащих авиакомпании пришлось пройти через временный морг, чтобы добраться до единственного доступного телефона. Страшные картины фрагментов тел так его ужаснули, что впоследствии ему потребовалась помощь психотерапевта.

Служащий кассир до сих пор помнит лица матери и двух маленьких детей, которых он в последнюю минуту посадил на самолет, позже разбившийся[6].

Даже ученые, изучающие катастрофы, не застрахованы от подобных психологических травм[6].

Тяжелые потрясения возникают и при несправедливом долговременном тюремном заключении (политические заключенные, военнопленные). Такая травма может остаться у человека на всю жизнь.

Например, среди американских военных, попавших в плен во время корейской войны, девять из десяти выживших страдали ПТСР и имели другие психические проблемы на протяжении 35 лет после освобождения. Это открытие сделала группа исследователей из Нового Орлеана[11, 12]. Их работа продолжилась, когда вернулись участники войны в Заливе[13]. Ученые выяснили, что «сильный и длительный стресс вызывает продолжительные нарушения психики почти у всех, независимо от изначального психологического здоровья»[11]. Последствиями подобных испытаний являются регулярные воспоминания и сны о войне, отдаление от близких, крайняя подозрительность, тревожность и глубокая депрессия. Многие бывшие узники не способны вести себя как нормальные люди. Оказавшись на свободе, некоторые из них попадают в психиатрические лечебницы.

Солдат учат сражаться, а не попадать в плен. Военнопленный не знает, как правильно вести себя. Научные исследования указывают на то, что длительное пребывание в местах отсутствия «нормы» вызывает у человека огромный стресс. Что делать — сопротивляться и умереть или сотрудничать ради выживания? Как смириться с угрозой жизни, возможно постоянной? Как свыкнуться с отсутствием прав, потерей своей социальной роли, близких людей, родины, общения и надежды?[11]

Психологи говорят, что для разрушения сознания и духа нужно лишь отделить человека от своих товарищей. Люди — социальные существа, они могут выдержать боль, но не одиночество. Поэтому одиночное заключение и вызывает такой страх у тех, кто находится в тюрьме, — вспомните книгу Артура Кёстлера «Слепящая тьма» (1941) и «Один день Ивана Денисовича» Александра Солженицына (1962). С другой стороны, основной смысл романа Агнес Ньютон Кейт «Трое вернулись домой» (1946) заключается в том, что, несмотря на все ужасы пребывания в японских концентрационных лагерях, человек все выдержал, потому что был не один. Для многих военнопленных дорога домой оказывается долгой[14].

## УСТАЛОСТЬ СОЧУВСТВОВАТЬ

Исследования стрессовых ситуаций обычно сосредоточены на ПТСР, поражающем тех, кто побывал в катастрофе. Вторичное ПТСР появляется у тех, кто пострадал при ликвидации последствий катастроф. Это разнообразные рабочие, пожарные, спасатели, представители правоохранительных органов, работники Красного Креста, медсестры и врачи «скорой помощи», психологи. Одно из явлений, сопровождающих вторичное ПТСР, — «усталость сочувствовать». Именно ею страдают те, кто помогает потерпевшим[15].

## УЛУЧШАЕТСЯ ПРОГНОЗ ДЛЯ ЛЮДЕЙ С ТРАВМАМИ СПИННОГО МОЗГА

Спинной мозг проводит сигналы между головным мозгом и всем телом. Его повреждение может вызвать паралич и нарушение многих физиологических процессов. Травма спинного мозга часто ведет к серьезным инфекциям мочевыводящих путей, респираторным заболеваниям и пневмонии. В предыдущие десятилетия прогноз для таких людей был неблагоприятным. Однако сегодня более 90 % пациентов, помещенных в больницу с травмами спинного мозга, в итоге выписываются. Средняя продолжительность их жизни составляет теперь около 60 лет.

Причина улучшения состоит в том, что пациенты получают лекарства немедленно. Если в течение восьми часов после травмы дается стероидный препарат метилпреднизолон, пациенты восстанавливаются в три раза чаще, чем обычно.

Теперь исследователи экспериментируют со способами восстановления и выращивания поврежденных нервных клеток. В 1996 г. шведские неврологи удачно соединили спинной мозг крыс, используя химический «клей» и клетки из груди животных, в результате чего крысы опять смогли двигаться[16].

## ЭЛЕКТРОШОК

Вы думаете, что электросудорожная терапия (лечение электрошоком) осталась для пациентов психиатрических клиник в прошлом? А вот и нет. В США более 100 тысяч человек *ежедневно* подвергаются шоковой терапии[17].

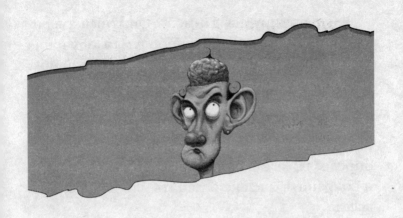

# Глава 35

# ТВ-мозг

Ученые считают, что чрезмерное увлечение просмотром телевизора оказывает влияние на формирование детского мозга. Это открытие вызвало серьезное беспокойство среди специалистов по детскому развитию. Они тревожатся о скрытом влиянии телевизора на способности ребенка к обучению. Не становится ли у ребенка меньше времени для размышлений, анализа, чтения, игр и общения? Эксперты предупреждают: телевидение для развития — то же самое, что фастфуд для здоровья.

Как формируется ТВ-мозг? Опытный американский специалист по проблемам обучения доктор Джейн Хили считает[1], что растущий мозг ребенка может физически формироваться телевидением, как он формируется вследствие других повторяющихся ситуаций. Суть состоит в том, что развивающийся мозг взаимодействует со средой, определяя, какие синаптические связи усилить и сохранить, а какие ослабить или потерять навсегда.

Телепрограммы манипулируют мозгом путем визуальных или звуковых воздействий. Хили утверждает, что телепрограммы и реклама, включая ту, что снята специально для детей, «используют непроизвольные отклики мозга на наезды, панорамы, громкие звуки и яркие цвета, удерживая его в неестественном возбуждении, но, скорее, на уровне реакции, чем мышления»[1]. Общий эффект этих манипуляций и формирует ТВ-мозг, то есть мозг, питающийся телевидением и больше ничем.

ТВ-мозг может влиять на человека так же, как «ленивый глаз», влекущий за собой слепоту. Если ребенок страдает от «ленивого глаза» (амблиопии), на здоровый глаз временно надевается повязка, чтобы заставить «ленивый» функционировать нормально. Если этого не сделать, то «ленивый глаз» в результате начнет восприниматься мозгом как бесполезный и ослепнет.

По мнению Хили,

*...неврологические основы для чтения,
аналитического мышления,
управления вниманием и умения
решать проблемы зависят от опыта,
приобретаемого каждый день. Мозг
продолжает увеличиваться даже
у подростков, и мы должны обратить
внимание на качество его стимуляции
у молодых людей в наш век информации
и высоких скоростей[1].*

Хили соглашается, что продолжительный просмотр телевизора может снизить время активного внимания ребенка:

*Когда дети сначала смотрели динамичные
программы, а затем выполняли такие
задания, как чтение или решение сложных
головоломок, у них отмечалось ослабление
внимания[1].*

Более того, Хили упоминает о влиянии телевидения на язык:

*Хотя телевидение отчасти увеличивает
словарный запас человека и расширяет
кругозор, оно не развивает у человека
грамотную речь и способность*

*структурировать полученную
информацию*[1].

Хили предупреждает, что телевидение:

*...может оказывать гипнотическое влияние
и вызывать неврологическую зависимость.
Оно меняет частоту электрических
импульсов мозга, блокируя активную
умственную деятельность и создавая
медленные (альфа) волны, при которых
обычно отсутствует мыслительная
активность. Неизвестно, влияет ли
регулярный просмотр телепрограмм на
рисунок волн, но мы знаем, что уровни
альфа-волн можно изменить с помощью
тренировки*[1].

Если Хили и другие ученые правы, то это объясняет,
почему учителя часто замечают, что современные
ученики мыслят значительно хуже, чем раньше.
У них снижена способность глубоко и тщательно
исследовать проблему, промежутки их активного
внимания коротки, имеются трудности с владением
родным языком и снижено умение слушать. В то
же время в настоящее время дети подолгу смотрят
телевизор и играют в компьютерные игры.

Мнение Хили подтверждают и эксперименты
на животных. Анатом Мэриэн Даймонд считает,

что «на мозг оказывают влияние различные типы воздействия»[2]. Ее исследование мозга крыс показывает, что отсутствие здоровой стимуляции ограничивает рост коры головного мозга животных.

В своем эксперименте Даймонд разделила крыс на две группы, одну поместив в изолированную клетку, а другую — в клетку с развивающими игрушками. У крыс второй группы кора головного мозга, тела нервных клеток и кровеносные сосуды в мозге оказались в результате крупнее.

Даймонд рассказывает, что, когда крысы первой группы получили возможность смотреть на своих сородичей во второй, это не оказало на них положительного воздействия[2].

Как же защитить наших детей от ТВ? Одно из решений — выключить телевизор. Хили советует и кое-что другое:

*Из-за телевидения умственные способности детей изменяются, по крайней мере частично. Жаловаться на это и вспоминать «старые добрые времена» бессмысленно. Поскольку в школьные годы мозг остается податливым, учреждения образования должны адаптироваться к потребностям учащихся, предложив хорошо спланированную программу обучения, которая будет способствовать развитию интеллекта[1].*

## ВОСПРИНИМАЮТСЯ ЛИ ПОСЛАНИЯ ПОДСОЗНАТЕЛЬНО?

Может ли Большой Брат просочиться на наши телеэкраны с посланиями, воздействующими на уровне подсознания? Способны ли производители рекламы заставить нас покупать свою продукцию? По мнению исследователей из Вашингтонского университета, это невозможно. Они обнаружили, что подобные послания могут влиять на то, как мы думаем, но они настолько кратковременны, что практически не воздействуют на поведение. Ученые провели эксперимент, где 481 человек должен был систематизировать слова, написанные на экране. Перед их демонстрацией очень быстро мелькали подсказки. Иногда это помогало человеку, а иногда — нет. Выяснилось, что слова, действующие на подсознание, влияли на правильный ответ лишь в течение одной десятой секунды, и люди в большинстве случаев решали задачу так, будто ничего не видели[3, 4].

## НАСТРОЙКА МОЗГА

Церебрекс — идея Йоширо Накаматы, изобретателя из Токио. Каждый день Накамата начинает с того, что на 20—30 минут усаживается в свое изобретение. Через его стопы проходят особые короткие волны, заставляя кровь устремляться к голове, питая мозг кислородом и создавая ощущение эйфории. После ласковых альфа-волн и приятных звуков журчания воды Накамата говорит, что чувствует себя, будто проснулся после восьмичасового сна. Аппарат снимает усталость, улучшает мыслительную деятельность, предотвращает развитие болезни Альцгеймера, укрепляет память, способствует развитию творческих способностей и сексуального потенциала. Церебрекс, уже продающийся в Японии, часто устанавливают в офисах[5].

# Библиография

## Глава 1

1. Diamond M., Scheibel A., Murphy G., Harvey T. On the brain of a scientist: Albert Einstein // Experimental Neurology. 1985. Vol. 88. P. 198—204. Доктор Мэриэн Даймонд — анатом, Калифорнийский университет в Беркли. Доктор Арнольд Шайбель — психиатр, Калифорнийский университет в Лос-Анджелесе.

2. Juan S. Einstein's brain was doing the washing // The Sydney Morning Herald. 8 February 1990. P. 12.

3. Herbst J. Bioamazing: A Casebook of Unsolved Human Mysteries. N. Y.: Atheneum, 1985. P. 12.

4. Whitfield P. The Human Body Explained. N. Y.: Henry Holt, 1995. P. 73. Доктор Филип Уайтфилд — специалист в области естественных наук в Кингс-колледже Лондонского университета.

5. Интервью с Л. Сквайром от 14 февраля 1997 г. Доктор Ларри Сквайр — специалист в области неврологии; Калифорнийский университет в Сан-Диего.

6. Newberger J. New brain development research // Young Children. May 1997. P. 4—9.

# Глава 2

1. Baron-Cohen S. An assessment of violence in a young man with Asperger's syndrome // Journal of Child Psychology and Psychiatry. 1988. Vol. 29. No. 3. P. 351—360. Доктор Саймон Барон-Коэн — психиатр в Медицинской школе больницы Сент-Мэри в Лондоне.

2. Susman E. How to tell Asperger's from autism // The Brown University Child and Adolescent Behavior Letter. January 1996. P. 1, 6. Доктор Эдвард Сасман — психолог в больнице Брэдли в Провиденсе, Род-Айленд.

3. Everall I., Couteur, A. Le. Firesetting in an adolescent boy with Aspergers' syndrome // British Journal of Psychiatry. 1990. Vol. 157. P. 284—287. Доктора́ А. Эвералл и А. Лекуте — психиатры из Лондонского института психиатрии.

4. Davies S., Bishop D., Manstead A., Tantam D. Face perception in children with autism and Asperger's syndrome // Journal of Child Psychology and Psychiatry. 1994. Vol. 35. P. 1033—1057. Доктор С. Дэвис и коллеги работают в университете Манчестера.

5. McKelvey J., Lambert R., Mottron L., Shevell M. Right hemisphere dysfunction in Asperger's Syndrome // Journal of Child Neurology. 1995. Vol. 10. P. 310—314. Доктор Дж. Р. Маккелви и коллеги работают в отделении неврологии и нейрохирургии в университете Макгилла.

6. Fukunishi I. Social desirability and alexithymia // Psychological Reports. 1994. Vol. 75. P. 835—838. Доктор Исао Фукуниши — психиатр из Токийского института психиатрии.

7. Juan S. Why John bashed Betty // Australian DR Weekly. 31 August 1990. P. 25.

8. Доктор Ян Сейл — психиатр в Хобарте. Доктор Пол Мюллен — психиатр из университета Монэш в Мельбурне.

9. Montgomery B. Parents fear syndrome // The Weekend Australian. 23—24 November 1996. P. 4.

10. Montgomery B. The door slams shut on Bryant // The Weekend Australian. 23—24 November 1996. P. 14.

11. Gawenda M. No motive, no mercy, no remorse // The Sydney Morning Herald. 23 November 1996. P. 33, 41—42.

12. Eysenck H., Eysenck M. Mindwatching: Why We Behave the Way We Do. L.: Multimedia Books, 1994. P. 67—68. Доктор Дэвид Розенхэм — психиатр из Стэнфордского университета.

# Глава 3

1. Phillips K. Body dysmorphic disorder: The distress of imagined ugliness // American Journal of Psychiatry. 1991. Vol. 148. P. 1138—1149. Доктор Кэтрин Филлипс — психиатр из Гарвардской медицинской школы.

2. Phillips K. Body dysmorphic disorder: Diagnosis and treatment of imagined ugliness // Journal of Clinical Psychiatry. 1996. Vol. 57. Suppl. 8. P. 61—65.

3. Brawman-Mintzer O., Lydiard R., Phillips K., Morton A., Czepowicz V., Emmanuel N., Villareal G., Johnson M., Ballenger J. Body dysmorphic disorder in patients with anxiety disorders and major depression: A comorbidity study // American Journal of Psychiatry. 1995. Vol. 152. P. 1665—1667. Доктор О. Брауман-Минцер работает в Медицинском университете Южной Каролины в Чарльстоне.

4. Phillips K., Taub S. Skin picking as a symptom of body dysmorphic disorder: A case report // Psychopharmacological Bulletin. 1995. Vol. 31. P. 279—288.

5. Schmidt N., Harrington P. Cognitive-behavioral treatment of body dysmorphic disorder: A case report // Journal of Behavioral Therapy and Experimental Psychiatry. 1995. Vol. 26. P. 161—167. Доктора́ Н. Б. Шмидт и П. Харрингтон — психиатры из университета в Бетесде, Мэриленд.

6. Интервью с И. Холландер приводит Б. Бауэр. Deceptive appearances: Imagined physical defects take an ugly personal toll // Science News. 15 July 1995. P. 40—41. Доктор

Эрик Холландер — психиатр больницы «Гора Синай» в Нью-Йорке.

7. Juan S. When beauty sees a beast // The Sydney Morning Herald. 23 April 1992. P. 16.

8. Marano H. What killed Margaux Hemingway? // Psychology Today. December 1996. P. 48—51, 75, 78.

9. McEwen B., Schmeck H. The Hostage Brain. N. Y.: Rockefeller University Press, 1994. P. 6—7. Доктор Брюс Макьюэн — глава нейроэндокринологической лаборатории Хатч в университете Рокфеллера в Нью-Йорке. Гарольд Шмек — бывший обозреватель проблем национальной науки в «Нью-Йорк таймс».

10. Интервью с М. Мерцениха приводит И. Юбелл. Secrets of the brain // Parade. 9 February 1997. P. 20—22. Доктор Майкл Мерцених — невролог в Калифорнийском университете в Сан-Франциско.

## Глава 4

1. Интервью с Д. Дольфином от 10 июля 1997 г. Доктор Дэвид Дольфин — профессор биохимии из университета Британской Колумбии в Ванкувере.

2. Dolphin D. Porphyria, vampire, and werewolves: The aetiology of European metamorphosis legends. Washington, DC: American Association for the Advancement of Science. 1985. P. 1—9.

3. Sandvik H., Baerheim A. Does garlic protect against vampires? An experimental study // Tidsskrift for den Norske Laegeforening. 1994. Vol. 114. No. 30. P. 3583—3586. Доктора́ Г. Сэндвик и А. Берхайм работают в медицинской школе университета Бергена.

4. Juan S. Only Human: Why We React, How We Behave, What We Feel. Sydney: Random House Australian, 1990. P. 117—119.

5. Gottlieb R. The legend of the European vampire. Object loss and corporeal preservation // Psychoanalytic Study of the Child. 1994. Vol. 49. P. 465—480. Доктор К. М. Готтлиб —

психиатр в Нью-Йоркском психоаналитическом институте.

6. Jaffe P. , DiCataldo F. Clinical vampirism: Blending myth and reality // Bulletin of the American Academy of Psychiatry and the Law. 1994. Vol. 22. No. 2. P. 533—544. Доктора́ Р. Яффе и Ф. Ди Катальдо — психиатры из Женевского университета.

7. McCully R. Vampirism: Historical perspective and underlying process in relation to a case of auto-vampirism // Journal of Nervous and Mental Disease. 1964. Vol. 139. P. 440—452.

8. Newton M. Written in blood: A history of human sacrifice // Journal of Psychohistory. 1996. Vol. 24. No. 2. P. 104—131.

9. Raines J., Raines L., Singer M. Dracula, Disorders of the self and borderline personality organization // Psychiatric Clinics of North America. 1994. Vol. 17. P. 811—826. Доктор Дж. М. Рейнс и коллеги — психиатры из Пенсильванского психиатрического института в Филадельфии.

10. American Psychiatric Association. Diagnostic and Statistical Manual of mental Disorders (DSM-IV). 4th edn. Washington, DC: American Psychiatric Association. 1994. P. 645.

## Глава 5

1. Jung C. Collected Works. L.: Routledge, Kegan Paul, 1954. Vol. 17.

2. Jaspers K. General Psychopathology. 7th edn. Manchester: Manchester University Press, 1959.

3. Coll P. , O'Sullivan G., Browne P. Lycantropy lives on // British Journal of Psychiatry. 1985. Vol. 147. P. 201—202. Доктор Патрик Колл и коллеги — психиатры из региональной больницы графства Корк в Уилтоне, Ирландия.

4. Keck P. , Pope H., Hudson J., McElroy S., Kulick A. Lycanrthopy: Alive and well in the twentieth century // Psychological Medicine. 1988. Vol. 18. P. 113—120. Доктор Пол Кек и коллеги — психиатры из Гарвардской медицинской школы.

5. Koehler K., Ebel H., Vatzopoulos D. Lycanthropy and de-monomania: Some psychological issues // Psychologi-cal Medicine. 1990. Vol. 20. P. 629—633. Доктор К. Келер и коллеги работают в психиатрической клинике Бонн-ского университета.

6. Sirota P. , Schild K. Animal metamorphosis (lycanthropy) still exists // Harefuah. 1994. Vol. 126. Suppl. 2. P. 88—91.

7. Juan S. Lycanthropy: It brings out the animal in you // The Sydney Morning Herald. 9 July 1992. P. 10.

8. Creed K. Werewolves Anonymous // Weekly World News. 22 October 1996. P. 38.

9. Radin D., Ferrari D. Effects of consciousness on the fall of the dice: A meta-analysis // Journal of Scientific Explora-tion. 1991. Vol. 5. No. 1. P. 61—65.

10. Исследование Д. Радина и Д. Феррари приводит У. Кор-лисс. Science Frontiers. Maryland: The Source Book Project Press, Glen Arm, 1994. P. 31. Дин Радин и Диана Ферра-ри — специалисты по психометрии из Нью-Йоркского университета.

## Глава 6

1. Davis W. Dojo: Magic and Exorcism in Modern Japan. Stan-ford: Stanford University Press, 1980.

2. Casper E., Philippus M. Fifteen cases of embrujada: Com-bining medication and suggestion in treatment // Hospital Community Psychiatry. 1975. Vol. 26. P. 271—274.

3. Heusch, L. De. Le Rwanda et la Civilization Interlacustre. Brussels: Institut de Sociologie del' Universite Libre, 1996.

4. Goodman F. How About Demons? Possession and Exorcism in the Modern World. Indianapolis: Indiana University Press, 1988.

5. Bozzuto J. Cinematic neurosis following «The Exorcist» // Journal of Nervous and Mental Disease. 1975. Vol. 161. No. 1. P. 43—48.

6. Lister J. The danger of exorcism // New England Journal of Medicine. 1975. Vol. 292. P. 1391—1393.

7. Mackarness R. Occultism in psychiatry // The Practitioner. 1974. Vol. 212. P. 363—366. Доктор Ричард Макарнесс работает в больнице Парк-Прюэтт в Бэсингстоке, Хэмпшир.

8. Cappannari S., Rau B., Abram H., Buchanan D. Voodoo in the general hospital // Journal of the American Medical Association. 1975. Vol. 232. No. 9. P. 938—940.

9. Freud S. A seventeenth century demonological neurosis / J. Starchey. The Standard Edition of the Complete Works of Sigmund Freud. Vol. 19. L.: Hogarth Press, 1953. P. 69—105.

10. Hill S., Goodwin J. Demonic Possession as a consequence of childhood // Journal of Psychohistory. 1993. Vol. 20. No. 4. P. 399—411. Салли Хилл и Джин Гудвин — психиатры из Национального института психического здоровья США в Вашингтоне.

11. Исследование Э. Шенделя и Р. Курного приводит Р. Нолл. Vampires, Werewolves, Demons: Twentieth Century Reports in the Psychiatric Literature. N. Y.: Brunner/Mazel, 1992. Доктора́ Эрик Шендель и Рональд-Фредерик Курной работают в медицинском центре университета Вандербильта в Нэшвилле, Теннесси.

12. Juan S. Dealing with old demons // The Sydney Morning Herald. 18 August 1993. P. 10.

13. Исследование Дж. Вольпо приводит С. Брюэр. Talking' with brain waves // Longevity. June 1995. P. 10. Доктор Джонатан Вольпо работает в нью-йоркском отделении психического здоровья центра Водсворт в Олбани.

14. Исследование С. Цеки приводит А. Мотлюк. Blind brain 'sees' rapid movement // New Scientist. 21 September 1996. P. 13. Доктор Семир Цеки — нейробиолог из колледжа Лондонского университета.

## Глава 7

1. Caspgras J., Reboul-Lachaux J. L'illusion des «Sosies» dans un delire systematize // Bulletin de la Societe Clinique de Medecine Mentale. 1923. Vol. 11. P. 6—16. Доктора́ Жозеф Ка-

пгра и Жан Ребуль-Лашо работали психиатрами в Париже.

2. Signer S. Capgras' syndrome: The delusion of substitution // Journal of Clinical Psychiatry. 1987. Vol. 48. P. 147—150. Доктор Стивен Сайнер — психиатр из Калифорнийского университета в Лос-Анджелесе.

3. Jackson R., Naylor M., Shain B., King C. Capgras syndrome in adolescence // Journal of the American Academy of Child and Adolescent Psychiatry. 1992. Vol. 31. P. 977—983. Доктор Ричард Джексон и коллеги работают на кафедре психиатрии Мичиганского университета.

4. Frazer S., Roberts J. Three cases of Capgras' syndrome // British Journal of Psychiatry. 1994. Vol. 164. P. 557—559. Доктора́ С. Дж. Фрезер и Дж. М. Робертс — психиатры в больнице Вонфорд-хаус в Эксетере.

5. Casu G., Cascella N., Maggini C. Homicide in Capgras syndrome // Psychopathology. 1994. Vol. 27. P. 281—284. Доктор Дж. Казу и коллеги работают в Dipartamento di Salute Mentale в университете Пармы.

6. Leon, O. De. The Capgras syndrome: A clinical study of nine cases // Revista Medico Panama. 1993. Vol. 18. P. 128—139. Доктор О. А. де Леон — психиатр из Медицинского центра Патилла в Панаме.

7. Luaute J., Bidault E. Capgras syndrome: Agnosia of identification and delusion of reduplication // Psychopathology. 1994. Vol. 27. P. 186—193. Доктора́ Ж. П. Люот и И. Бидо — психиатры в «Centre Hospitalier de Romans» во Франции.

8. Juan S. Capgras syndrome: Finding a cure for double trouble // The Sydney Morning Herald. 1 September 1993. P. 14.

9. Motluk A. When half a brain is better than one // New Scientist. 20 April 1996. P. 16.

10. Sabbagh K. Late bloomer // Scientific American. February 1997. P. 23—24.

11. Dobkin D. The shrinking deficit // Discover. February 1996. P. 34—36.

# Глава 8

1. Cotard J. Maladies Cerebrales et Mentales. P. : Balliere, 1891.

2. Anderson E. Psychiatry. L.: Balliere, Tindall, Cox, 1964.

3. Enoch M., Trethowan W. Uncommon Psychiatric Syndromes. 2$^{nd}$ edn. Bristol: John Wright and Sons, 1979. P. 116—133. Доктор М. Д. Энох — бывший профессор психиатрии Ливерпульского университета. Доктор У. Г. Третоуэн — бывший профессор психиатрии университета Бирмингема.

4. Joseph A., O'Leary D. Brain atrophy and interhemispheric fissure enlargement in Cotard's syndrome // Journal of Clinical Psychiatry. 1986. Vol. 47. No. 10. P. 518—520. Доктора́ Энтони Джозеф и Даниэль О'Лири — психиатры в больнице Маклина в Бельмонте, Массачусетс.

5. Matsukura S., Yoshimi H., Sueoka S., Chihara K., Fujita T., Tanimoto K. Endorphins in Cotard's syndrome // The Lancet. 1981. Vol. 1. P. 162—163. Доктор С. Мацукура и коллеги работают в университете Кобе.

6. Campbell S., Volow M., Cavenar J. Cotard's Syndrome and the psychiatric manifestation of typhoid fever // American Journal of Psychiatry. 1981. Vol. 138. No. 10. P. 1377—1378. Доктор Сьюзан Кемпбелл и коллеги — психиатры из медицинского центра Университета Дьюка (Дарем, Северная Каролина, США).

7. Chiu H. Cotard's syndrome in psychogeriatric patients in Hong Kong // General Hospital Psychiatry. 1995. Vol. 17. P. 54—55. Доктор Н. Ф. Чу — психиатр из больницы принца Уэльского в Шатине (Гонконг).

8. Berrios G., Luque R. Cotard's syndrome analysis of 100 cases // Acta Psychiatrica Scandinavia. 1995. Vol. 91. P. 185—188. Доктора́ Дж. И. Берриос и Р. Люк — психиатры Кембриджского университета.

9. Juan S. People who get worked up over nothing // The Sydney Morning Herald. 4 January 1990. P. 10.

10. Исследование О. Джона и Р. Робинса приводит Б. Бауэр. I gotta love me // Science News. 5 April 1997. P. 212. Док-

top Оливер Джон — психолог в Калифорнийском университете в Беркли. Доктор Ричард Робинс — психолог в Калифорнийском университете в Дэвисе.

11. Интервью с О. Джоном от 25 мая 1997 г.
12. Time-Life. Mysteries of the Human Body. Alexandria, Virginia: Time-Life Books, 1990. P. 12.
13. Исследование Л. Бод приводит К. Факельманн. Is mental illness infectious? // Science News. 17 August 1996. P. 107. Доктор Лив Бод работает в отделении вирусологии Института Роберта Коха в Берлине.

# Глава 9

1. McCutcheon M. The Compass in Your Nose and Other Astonishing Facts About Humans. Melbourne: Schwartz, Wilkinson, 1989. P. 53.
2. Исследование М. Либовица и Д. Кляйна приводит С. Бойнтон. Chocolate — The Consuming Passion. N. Y.: Workman, 1982. Доктора Майкл Либовиц и Дональд Кляйн — психиатры из Колумбийского университета; доктор Сандра Бойнтон — психолог из Чикаго.
3. Ornstein R., Sobel D. Healthy Pleasures. N. Y.: Addison-Wesley, 1989. P. 202—203. Доктора Роберт Орнштейн и Дэвид Собель — психологи из Стэнфордского университета.
4. Исследование М. Шуман и др. приводит П. Маккарти. Sweets for the jilted // American Health. June 1988. P. 98. Доктор Марджори Шуман и ее коллеги — психологи из Калифорнийского университета в Лос-Анджелесе.
5. Исследование С. Даймонда и Дж. Бло приводится у Л. Трояно. Migraine triggers? // American Health. November 1987. P. 128. Доктор Сеймур Даймонд работает в Клинике мигрени Даймонда в Чикаго; доктор Дж. Натан Бло — в Лондонской клинике мигрени.
6. Margaretten-Ohring J. Are you chocolate-impaired? // University of California at Berkley Wellness Letter. November 1996. P. 8.

7. Juan S. Love in a foil wrapper // The Sydney Morning Herald. 12 April 1990. P. 15.

8. Time-Life. Mysteries of the Human Body. Alexandria, Virginia: Time-Life Books, 1990. P. 32—33.

9. Исследование Д. В. Эссена приводит С. Блейксли. How brain's cerebral cortex gets wrinkles // The New York Times. 1 February 1997. P. A8. Доктор Дэвид Ван Эссен работает в медицинской школе Вашингтонского университета в Сент-Луисе.

10. Исследование Н. Садато и др. приводит С. Менон. Twenty-twenty fingers // Discover. July 1996. P. 27—28. Доктор Норихиро Садато и коллеги работают в медицинской школе Фукуи в Японии.

## Глава 10

1. Raine A., Venables P. , Williams M. Relationships between central and autonomic measures of arousal at age 15 years and criminality at the age of 24 years // Archives of General Psychiatry. 1990. Vol. 47. P. 1003—1007. Доктор Адриан Рейн и коллеги работают на факультете психологии университета Южной Калифорнии в Лос-Анджелесе.

2. Raine A., Brennan P. , Mednick B., Mednick S. High rates of violence, crime, academic problems and behavioral problems in males with both early neuromotor deficits and unstable family environments // Archives of General Psychiatry. 1996. Vol. 53. P. 544—549.

3. Исследование А. Рейна и др. приводит Дж. Келент. Natural born killers? // Psychology Today. January-February 1995. P. 10.

4. Исследование А. Рейна и др. приводит Л. Делиантони. The best crime buster // Psychology Today. May-June 1996. P. 24.

5. Исследование А. Рейна и др. приводит Б. Бауэр. Biology and family, partners in crime // Science News. 6 July 1996. P. 11.

6. Pihl R., Ervin F. Lead and cadmium levels in violent criminals // Psychological Reports. 1990. Vol. 66. P. 839—844. Доктора́ Р. О. Фил и Ф. Эрвин работают на факультете психологии Университета Макгилла в Монреале.

7. Juan S. Life of crime may lead to high times // The Sydney Morning Herald. 14 March 1991. P. 14.

8. Associated Press. Car antenna pierces man's brain. 13 June 1996.

9. Wallechinsky D., Wallace A. The Book of Lists: The '90s Edition. Boston: Little, Brown and Company, 1993. P. 108—109.

10. Исследование К. Шац и др. приводит Б. Вобейда. Child's brain mostly formed by age 3, scientists say // The San Francisco Chronicle. 18 April 1997. P. A8. Доктор Карла Шац и ее коллеги — нейробиологи Калифорнийского университета в Беркли.

11. Исследование Э. Балабана приводит А. Хардинг. Brain researcher makes a quail act like a chicken // The San Francisco Chronicle. 5 March 1997. P. A4. Доктор Эван Балабан — невролог Института неврологии в Ла-Холле, Калифорния.

## Глава 11

1. Siegel R. Intoxication: Life in Pursuit of Artificial Paradise. N. Y.: E. P. Dutton 1989. Доктор Рональд Зигель — профессор психофармакологии Калифорнийского университета в Лос-Анджелесе.

2. Juan S. Getting high — our animal passion // The Sydney Morning Herald. 29 September 1992. P. 14.

3. Paul S. Chicago woman has 3 brains // Weekly World News. 12 November 1996. P. 35.

4. Исследование Д. В. Эссена приводит С. Блейксли. How brain's cerebral cortex gets wrinkled // The New York Times. 1 February 1997. P. A8.

## Глава 12

1. Furnham A. Lay beliefs about phobia // Journal of Clinical Psychology. 1995. Vol. 51. P. 518—525.
2. Carducci B., Zimbardo P. The shy brain // Psychology Today. November—December 1995. P. 40.
3. Boyd J., Rae D., Tompson J., Burns B., Bourdon K., Locke B., Regier D. Phobia: Prevalence and risk factors // Social Psychiatry and Psychiatric Epidemiology. 1990. Vol. 25. P. 314—323.
4. Cohen S. Phobic disorders an benzodiazepines in the elderly // British Journal of Psychiatry. 1992. Vol. 160. P. 135.
5. Hunt D. No More Fears. L.: Thorsons, 1989. Доктор Дуглас Хант — лондонский психиатр.
6. Anxiety Disorders Association of America. 16 drug-free ways to fight phobias // Your Health. 29 December 1992. P. 47—48.
7. Juan S. Fight the Fright // The Sydney Morning Herald. 13 April 1993. P. 10.
8. May A., Bauchner H. Fever phobia: The pediatrician's contribution // Pediatrics, 1992. Vol. 90. P. 851—854.
9. Полный список фобий см. выше: Hunt D, p. 323 — 326.
10. Исследование Д. Шактера и др. приводит Б. Бауэр. Brain region linked to conscious memories // Science News. 20 January 1996. P. 37. Доктор Даниэль Шактер — психолог из Гарвардского университета.
11. Исследование Л. Эвинг-Коббс и др. приводит Дж. Наймарк. The blast that lasts // Psychology Today. May-June 1995. P. 22. Доктор Линда Эвинг-Коббс работает в университете техасского научного центра здоровья в Хьюстоне.

## Глава 13

1. Интервью с Г. Стэнли от 24 июня 1997. *См. также* Clarke D. The brain of a glutton // Discover. June 1992. P. 14—15. Доктор Гленн Стэнли — невролог в Калифорнийском университете в Риверсайде.

2. Jaret P. The new diet pills // Health. January-February 1995. P. 58.

3. Flodin K. Bitter pills // American Health. July — August 1991. P. 64—67.

4. Juan S. A pill to tame the gluttonous brain // The Sydney Morning Herald. 16 July 1992. P. 12.

5. Исследование Г. Шварца и др. приводит Дж. Ралофф. How the brain knows when eating must stop // Science News. 30 November 1996. P. 343. Доктор Гэри Шварц и коллеги — психологи из Университета Джона Хопкинса.

6. Исследование Т. Лэндиса и М. Регард приводит У. Карлсен. Brain lesions can spark at cravings for fine food // The San Francisco Chronicle. 20 May 1997. P. A1—A15. Доктор Теодор Лэндис — невролог из Женевы, доктор Марианна Регард — невролог из Цюриха.

7. Исследование У. Родригеса приводит П. Доскох. Ah, sweet memories // Psychology Today. November — December 1996. P. 20. Доктор Уорд Родригес — психолог из Калифорнийского университета в Хэйворде.

8. Исследование С. Киша и др. приводит Б. Уоллес. «Speed» abusers need more and more // The San Francisco Chronicle. 31 May 1996. P. A2. Доктор Стивен Киш и коллеги работают на факультете психиатрии в Торонтском университете.

9. Исследование М. Грациано и др. приводит А. Мотлак. Neurons for lovers // New Scientist. 19 July 1997. P. 16. Доктор Майкл Грациано и коллеги — неврологи из Принстонского университета.

## Глава 14

1. Teunisse R., Cruysberg R., Hoefnagels W., Verbeek A., Zitman F. Visual hallucinations in psychologically normal people: Charles Bonnet's Syndrome // The Lancet, 1996. Vol. 347. P. 794—797. Доктор Р. Дж. Тонисс и коллеги — психиатры в госпитале Университета Неймегена в Нидерландах.

2. Fenelon G., Marie S., Ferrior J., Guillard A. Musical hallucination: 7 cases. P. : Revue Neurologie, 1993. Vol. 149. Nos. 8—9. P. 462—467. Доктор Дж. Фенелон и коллеги работают в парижской больнице Тенон.

3. Nagaratnam N., Virk S., Brdarevic O. Musical hallucinations associated with recurrence of a right occipital meningioma // British Journal of Clinical Practice. 1996. Vol. 50. No. 1. P. 56—57.

4. Stephane M., Hsu L. Musical Hallucinations: Interplay of degenerative brain disease, psychoses and culture in a Chinese woman // Journal of Nervous Mental Disease. 1996. Vol. 184. No. 1. P. 59—61.

5. Hallucinations: Behavior, Experience and Theory / R. Siegel. N. Y.: Wiley, 1975.

6. Walter H., Podreka I., Steiner M., Suess E. A contribution to classification of hallucinations // Psychopathology. 1990. Vol. 23. No. 2. P. 97—105. Доктор Г. Уолтер и коллеги — психиатры из Венского университета.

7. Shulman P. Seeing things // Discover. July 1996. P. 30.

8. Juan S. Seeing something that is not there // The Sydney Morning Herald. 17 October 1991. P. 12.

9. Исследование У. Рэнделла и С. Рэнделл приводит У. Корлисс. The solar wind and hallucinations // Science Frontiers. September — October 1994. P. 4. Доктора́ У. Рэнделл и С. Рэнделл — психологи в университете Айовы.

10. Scientific American. A fish smarter than a man // Scientific American. October 1996. P. 28.

## Глава 15

1. Kramer P. Listening to Prozac. N. Y.: Viking Press, 1993.

2. Fisher S., Greenberg R. Prescription for happiness? // Psychology Today. September-October 1995. P. 32—37.

3. Juan S. Carroll's dream or Huxley's nightmare? // The Sydney Morning Herald. 10 November 1993. P. 13.

4. Исследование М. Мизерандино приводит М. Хеттингер. The power of positive thinking // Your Health. 3 September

1996. P. 18. Доктор Марианна Мизерандино — психолог из Орегонского медицинского университета в Портленде.

5. Chalmers D. The puzzle of conscious experience // Scientific American. December 1995. P. 80—86. Доктор Дэвид Чалмерс — профессор философии из Калифорнийского университета в Санта-Крус и автор книги «Познающий разум», опубликованной Oxford University Press в 1996 г.

6. Исследование Х. Дамазио и А. Дамазио приводит Т. Монмэни. Study on brain paths a surprise // The Los Angeles Times. 11 April 1996. P. 1. Доктора́ Ханна и Антонио Дамазио работают в медицинском колледже университета Айовы.

# Глава 16

1. Poundstone W. Biggest Secrets. William Morrow. 1993. P. 159—161, 193—199.

2. Juan S. Rabbits are not the only ones kept on the dark // The Sydney Morning Herald. 3 November 1993. P. 13.

3. Williams K. Stimulation of breast growth by hypnosis // Journal of Sex Research. 1974. Vol. 10. No. 4. P. 316—326. Доктор Джеймс Уильямс был психологом в университете Северной Каролины в Чепел-Хилл.

4. Willard R. Breast enlargement through visual imagery and hypnosis // American Journal of Clinical Hypnosis. 1977. Vol. 19. No. 4. P. 195—200. Доктор Ричард Уиллард — психиатр из Института изучения поведения и сознания в Форт-Уэйне, Индиана.

5. Juan S. Bigger breasts? Just give it some thought // The Sydney Morning Herald. 20 October 1988. P. 20.

6. Klawans H. Life, Death and In Between Tales of Clinical Neurology. N. Y.: Paragon House, 1992. P. 139.

7. Исследование С. Вайсса приводит Дж. Глаузиуц. Brain, heal thyself // Discover. August 1996. P. 28—29. Доктор Сэмюэль Вайсс — невролог в университете Калгари.

# Глава 17

1. Whitehouse W., Dinges D., Carota Orne E., Orne M. Hypnotic hyperamnesia: Enhanced memory accessibility of report bias? // Journal of Abnormal Psychology. 1988. Vol. 97. No. 3. P. 289—295. Доктор Уэйн Уайтхаус и коллеги — психиатры кафедры экспериментальной психиатрии Пенсильванского университета в Филадельфии.
2. Juan S. Going back in time can be harder than you think // The Sydney Morning Herald. 6 April 1989. P. 13.
3. Nash M. What, if anything, is regressed about hypnotic age regression? A review of the empirical literature // Psychological Bulletin. 1987. Vol. 102. No. 1. P. 42—52. Доктор Майкл Нэш работает в отделении психологии в университете Теннесси в Ноксвилле.
4. Young P. Is rapport an essential characteristic of hypnosis? // Journal of Abnormal and Social Psychology. 1927. Vol. 22. P. 130—139.
5. Young P. The nature of hypnosis: As indicated by the presence or absence of posthypnotic amnesia and rapport // Journal of Abnormal and Social Psychology. 1928. Vol. 22. P. 372—382.
6. Wells W. Ability to resist artificially induced dissociation // Journal of Abnormal and Social Psychology. 1940. Vol. 35. P. 261—272.
7. Hilgard E. Ability to resist suggestion within the hypnotic state: Responsiveness to conflicting communications // Psychological Reports. 1963. Vol. 12. P. 3—13.
8. Baker E., Levitt E. The hypnotic relationship: An investigation of compliance and resistance // International Journal of Clinical and Experimental Hypnosis. 1989. Vol. 37. P. 145—153.
9. Lynn S., Rhue J., Weekes J. Hypnotic involuntariness: A social cognitive analysis // Psychological Review, 1990. Vol. 97. No. 2. P. 169—184. Доктор Стивен Линн и коллеги работают на факультете психологии университета Огайо.

10. Juan S. A suggestive little theory on hypnosis // The Sydney Morning Herald. 4 October 1990. P. 16.

11. Sacks O. The Island of the Colour Blind. Sidney: Picador, 1996.

12. Glauziusz J. Brain, heal thyself // Discover. August 1996. P. 28—29.

## Глава 18

1. McElroy S., Pope H., Hudson J., Keck P. , White K. Kleptomania: A report of 20 cases // American Journal of Psychiatry. 1991. Vol. 148. P. 652—657. Доктор Сьюзан Макэлрой и коллеги — психиатры из Гарвардского университета.

2. McElroy S., Keck P. , Phillips K. Kleptomania, compulsive buying, and binge-eating disorder // Journal of Clinical Psychiatry. 1995. Vol. 56. Suppl. 4. P. 14—26.

3. Chong S., Low B. Treatment of kleptomania with fluvoxamine // Acta Psychiatrica Scandinavia. 1996. Vol. 93. No. 4. P. 314—315. Доктора́ С. А. Чонг и Б. Л. Лоу — психиатры из Института психического здоровья в Сингапуре.

4. Juan S. Kleptomania // The Sydney Morning Herald. 19 September 1991. P. 12.

5. Gossling H., Rosin J. Kleptomania before and after spontaneous subarachnoid hemorrhage — a neuropsychodynamic case report // Fortschritt der Neurologie-Psychiatrie. 1994. Vol. 62. No. 5. P. 164—168. Доктора́ Г. У. Госслинг и Дж. Росин — психиатры из Ганноверской клиники психиатрии и психотерапии.

6. Исследование М. Фостера и др. приводит Дж. Ралофф. Radicals linked to aging vis the brain // Science News. 18 May 1996. P. 311. Доктор Майкл Фостер и коллеги работают в медицинском научном центре университета Северного Техаса в Форт-Ворте.

7. Clayman C. The Human Body. N. Y.: Dorling Kindersley, 1995. P. 83.

8. Klawans H. Toscanini's Fumble and Other Tales of Clinical Neurology. N. Y.: Bantam Books, 1988. P. 74. Доктор Га-

рольд Клэванс — невролог из Медицинского пресвите-
рианского центра Сент-Люка в Чикаго.

# Глава 19

1. Spargo P. , Pounds C. Newton's 'derangement of the intel-
   lect': A new light on an old problem // Notes and Records of
   the Royal Society of London. 1979. Vol. 34. P. 11—32.
2. Klawans H. Newton's Madness: Further Tales of Clinical
   Neurology. N. Y.: Harper, Row, 1990. P. 30—39.
3. Интервью с М. Инуи от 1 июля 1991 г. приводит С. Джуан. Sir Isaac was ripe for 'Mad Hatters' malady // The Sydney
   Morning Herald. 25 July 1991. P. 12.
4. Emond S. Mercury: Still a hazard after all these years // The
   Harvard Medical Letter. November 1990. P. 7—8.
5. Clarkson T. Mercury: Major issues in environmental health
   // Environmental Health Perspective. 1993. Vol. 100. P. 31—
   38. Доктор Т. У. Кларксон работает в медицинской школе при университете Рочестера.
6. Kang-Yum E., Oransky S. Chinese patent medicine as a po-
   tential source of mercury poisoning // Veterinary and Human Toxicology. 1992. Vol. 34. P. 235—238.
7. U. S. Centers for Disease Control and Prevention. Mercury
   poisoning associated with beauty cream — Texas, New Mex-
   ico, and California // MMWR Morbidity, Mortality Weekly
   Report. 1996. Vol. 45. P. 400—403.
8. Saxe S., Snowdon D., Wekstein M., Henry R., Grant F., Don-
   egan S., Wekstein D. Dental amalgam and cognitive function if older women: Findings from the nun study // Journal of the American Dental Association. 1995. Vol. 126.
   P. 1495—1501. Доктор С. Сакс и коллеги участвуют
   в программе стоматологического здоровья пожилых
   людей, организованной в колледже стоматологии
   и медицинском центре Чандлера, университет Кентукки.
9. Corliss W. Fungal Phantasms // Science Frontiers. November—December 1995. P. 4.

10. Исследование А. Холдкрофт и др. приводит П. Мур. Pregnant women get that shrinking feeling // New Scientist. 11 January 1997. P. 5. Доктор Анита Холдкрофт и коллеги работают в Королевской медицинской школе в Лондоне.

# Глава 20

1. Hellman D., Blackman N. Enuresis, firesetting and cruelty to animals: A triad predictive of adult crime // American Journal of Psychiatry. 1966. Vol. 222. No. 6. P. 1431—1435. Доктора́ Даниэль Хэллман и Натан Блэкман — психиатры Центра психического здоровья Малколма Блисса в Сент-Луисе.

2. Justice B., Justice R., Kraft I. Early-warning signs of violence: Is a triad enough? // American Journal of Psychiatry. 1974. Vol. 131. No. 4. P. 457—459. Доктор Блэр и коллеги работают в Школе общественного здоровья в Техасском университете в Хьюстоне.

3. Lewis D., Shanok S., Grant M., Ritvo E. Homicidally aggressive young children: Neuropsychiatric and experimental correlates // American Journal of Psychiatry. 1983. Vol. 140. No. 2. P. 148—153. Доктор Дороти Льюис и коллеги — психиатры из медицинского центра Нью-Йоркского университета.

4. Kellert S., Felthous A. Childhood cruelty toward animals among criminals and noncriminals // Human Relations. 1985. Vol. 38. No. 12. P. 1113—1129. Доктор Стивен Келлерт работает в Йельском университете, доктор Алан Фелтхаус — в Техасском университете. в Галвестоне.

5. Kelso J., Stewart M. Factors which predict the persistence of aggressive conduct disorder // Journal of Child Psychology and Psychiatry. 1986. Vol. 27. No. 1. P. 77—86. Доктора́ Джейн Келсо и Марк Стюарт работают на факультете психиатрии университета Айовы.

6. Labelle A., Bradford J., Bourget D., Jones B., Carmichael M. Adolescent murderers // Canadian Journal of Psychiatry.

1991. Vol. 36. P. 583—587. Доктор Алан Лабелл и коллеги — психиатры, работающие в Королевской больнице и университете Оттавы.

7. Juan S. Childhood can hold the clues to homicidal behaviour // The Times on Sunday. 26 April 1987. P. 21—22.

8. Juan S. Deadly reasons why kids become killers // The Sydney Morning Herald. 9 April 1992. P. 12.

9. Kleiner K. Seizures may have triggered murders // New Scientist. 24 February 1996. P. 11.

10. Исследование А. Ариэли и др. приводит К. Эбох. Seeing is deceiving // Psychology Today. March — April 1996. P. 24. Доктор Амос Ариэли и коллеги работают в Институте имени Вейцмана (Реховот, Израиль).

## Глава 21

1. Achenbach J. Exploding myths of serial killers // The Washington Post. 22 April 1991. P. C3, C5.

2. Ressler R., Shachtman T. Whoever Fights Monsters: My Twenty Years Hunting Serial Killers for the FBI. N. Y.: St. Martin's Press, 1992. Том Шахтман — журналист из Нью-Йорка.

3. Ullman J. I carried it too far, that's for sure // Psychology Today. May — June 1992. P. 28—31.

4. Juan S. Serial killer: From loveless home to grisly fantasy world // The Sydney Morning Herald. 3 September 1992. P. 15.

5. Neimark J. The cinema in your head // Psychology Today. May—June 1995. P. 22.

6. Andrews M. 1 inch from death // Weekly World News. 26 March 1996. P. 15.

## Глава 22

1. Rapoport J. The Boy Who Couldn't Stop Washing: The Experience, Treatment of Obsessive-Compulsive Disorder. N. Y.: E. P. Dutton, 1996.

2. Juan S. The Odd Body. Sidney: HarperCollins, 1995. P. 135—138.

3. Feldman M., Ford C. Patient or Pretender: Inside the Strange World of Factitious Disorders. Brisbane: John Wiley, 1994.

4. Weatherup J., Scatena D. Ten personal pointers to Jacko // The Daily Telegraph (Sydney). 13 November 1996. P. 5.

5. Miller R. Fatal obsession // The Australian Magazine. 29—30 July 1989. P. 8—12, 15—16.

6. Wilson C. The Misfits: A Study of Sexual Outsiders. Sydney: Grafton, 1989.

7. Schmeck H. Researchers link region in brain to obsessive disorder // The New York Times. 8 March 1988. P. Y15, Y 18.

8. Lucey J., Costa D., Blanes T., Busato G., Pilowsky L., Takei N., Marks I., Ell P. , Kerwin R. Regional cerebral blood flow in obsessive-compulsive disordered patients at rest. Differential correlates with obsessive-compulsive and anxious-avoidant dimensions // British Journal of Psychiatry. 1995. Vol. 167. P. 629—634.

9. Jenike M., Breiter H., Baer L., Kennedy D., Savage C., Olivares M., O'sullivan R., Shera D., Rauch S., Keuthen N., Rosen B., Caviness V., Filipek P. Cerebral structural abnormalities in obsessive-compulsive disorder: A quantitative morphometric magnetic resonance imaging study // Archives of General Psychiatry. 1996. Vol. 53. P. 625—632. Доктор М. Дженике и коллеги работают в Массачусетской больнице в Бостоне.

10. Toates F. Obsessional Thoughts, Behaviour: Help for Obsessive Compulsive Disorder. Sydney: Thorsons, 1990. Доктор Фредерик Тоутс — психобиолог из Открытого университета в Лондоне.

11. Koran K., Theineman M., Davenport R. Quality of life for patients with obsessive-compulsive disorder // American Journal of Psychiatry. 1996. Vol. 153. P. 783—788.

12. Bolton D., Luckie M., Steinberg D. Long-term course of obsessive-compulsive disorder treated in adolescence // Journal of the American Academy of Child and Adolescent Psychiatry. 1995. Vol. 34. P. 1441—1450.

13. Hollander E., Kwon J., Stein D., Broatch J., Rowland C., Himelein C. Obsessive-compulsive and spectrum disorders: Over-

view and quality of life issues // Journal of Clinical Psychiatry. 1996. Vol. 57. Suppl. 8. P. 3—6.

14. Glausiusz J. The chemistry of obsession // Discover. June 1996. P. 36.

15. Broder T. Hooked on water // Weekly World News. 26 March 1996. P. 3.

## Глава 23

1. Исследование У. Шервуда приводит С. Джуан. AIDS adds to fear of blood and needles // The Sydney Morning Herald. 4 June 1992. P. 12. Доктор Уильям Шервуд — вице-президент биомедицинской службы американского Красного Креста в Вашингтоне.

2. Ost L.-G. Blood and injection phobia: Background and cognitive physiological, and behavioral variables // Journal of Abnormal Psychology. 1992. Vol. 101. P. 68—74. Доктор Ларс-Горан Ост — психиатр, работает в больнице Уллеракера и Уппсальском университете, Швеция.

3. Maltin L. Leonard Maltin's 1996 Movie, Video Guide. N. Y.: Signet, 1995. P. 54.

4. DeJong P. , Merchelbach H., Arntz A., Nijman H. Covariation detection in treated and untreated spider phobics // Journal of Abnormal Psychology. 1992. Vol. 101. P. 724—727.

5. Kirkby K., Menzies R., Daniels B., Smith K. Aetiology of spider phobia: Classificatory differences between two origins instruments // Behavior Research and Therapy. 1995. Vol. 33. P. 955—958.

6. Francis R., Stanley G. Estimating the prevalence of dental phobia // Australian Dental Journal. 1990. Vol. 35. P. 449—453.

7. Интервью с Дж. Г. Рубином приводит П. Эйвери. Good news for dental phobics // American Health. May 1989. P. 46, 48. Доктор Дж. Гордон Рубин — стоматолог, работает с проблемами зубной фобии в больнице «Гора Синай» в Нью-Йорке.

8. Walker E., Milgrom P. , Weinstein P. , Getz T., Richardson R. Assessing abuse and neglect and dental fear in women // Journal of the American Dental Association. 1996. Vol. 127. No. 4. P. 485—490. Доктор И. А. Уолкер и коллеги работают на кафедре психиатрии и наук о поведении Вашингтонского университета в Сиэтле.

9. Gross P. Is pain sensitivity associated with dental avoidance? // Behavior Research and Therapy. 1992. Vol. 30. No. 1. P. 7—13. Доктор П. Р. Гросс работает в Национальной полиции в Марсдене, Южная Австралия.

10. Jongh, A. De; Muris P. ; Horst, G. ter; Zuuren, F. van; Schoenmakers N.; Makkes P. One-session cognitive treatment of dental phobia: Preparing dental phobics for treatment by restructuring negative outcomes // Behaviour Research and Therapy, 1995. Vol. 33. No. 8. P. 947—54. Доктор А. де Джонг и коллеги работают в Академическом стоматологическом центре в Амстердаме.

11. Интервью с Т. Гетц от 17 июля 1997 г. Доктор Трэйси Гетц — психиатр из отделения психиатрии и наук о поведении Вашингтонского университета в Сиэтле.

12. Juan S. Dentist? Give me the pliers // The Sydney Morning Herald. 10 August 1989. P. 13.

13. American Psychiatric Association's. Diagnostic and Statistical Manual of Mental Disorders (DSM-IV). 4th edn. Washington, DC: American Psychiatric Association, 1994. Стандарты для Австралии установлены международными соглашениями о DSM-IV.

14. Epstein R. Why shrinks have so many problems // Psychology Today. July — August 1997. P. 58—60, 62, 74, 76, 78.

15. Wilks C. Treatment of a dental phobic with pronounced aversion to rubber gloves by swallowing relaxation in two appointments // British Dental Journal. 1993. Vol. 175. No. 3. P. 88—89.

16. Исследование Э. Кендела приводит А. Викельгрен. Protein switch may unlock the secrets of long-term memory // The New York Times. 10 December 1996. P. 1. Доктор Эрик

Кендел — нейробиолог из Колумбийского университета в Нью-Йорке.

17. Klawans H. Toscanini's Fumble and Other Tales of Clinical Neurology. N. Y.: Bantam Books, 1988. P. 24—25.

18. Исследование П. Кохрейна приводит М. Уорд. End of the road for brain evolution // New Scientist. 25 January 1997. P. 14. Доктор Питер Кохрейн работает в BT Laboratories в Лондоне.

19. J. May. The Book of Curious Facts. L.: Collins and Brown, 1993. P. 18—19.

## Глава 24

1. Carlesimo G., Caltagirone C. Components in the visual processing of known and unknown faces // Journal of Clinical and Experimental Neurology. 1995. Vol. 17. P. 691—705.

2. Bauer R. Autonomic recognition of names and faces in prosopagnosia: A neuropsychological application of the guilty knowledge test // Neuropsychologia. 1984. Vol. 22. P. 457—469.

3. Tranel D., Damasio A. Knowledge without awareness: An autonomic index of facial recognition by prosopagnosics // Science. 1985. Vol. 228. P. 1453—1454.

4. Renault B., Signoret J., Debruille B., Brepon F., Bolger F. Brain potentials reveal covert facial recognition in prosopagnosia // Neuropsychologia. 1989. Vol. 27. P. 905—912.

5. Damasio A. Neuropsychological applications of the GKT // Proceedings of the Society for Neuroscience. 1989. Vol. 7. P. 38—47. Доктор Антонио Дамазио — нейропсихолог из медицинского колледжа университета Айовы.

6. Macrae D., Trolle E. The defect of function in visual agnosia // Brain. 1956. Vol. 79. P. 94—110.

7. McNeil J., Warrington E. Prosopagnosia: A face-specific disorder // Quarterly Journal of Experimental Psychology (A) Human Experimental Psychology. 1993. Vol. 46. P. 1—10.

8. Evans J., Heggs A., Antoun N., Hodges J. Progressive prosopagnosia associated with selective right temporal lobe atrophy. A new syndrome? // Brain. 1995. Vol. 118. P. 1—13.

9. Juan S. Prosopagnosia // The Sydney Morning Herald. 31 January 1991. P. 12.
10. Sacks O. The Man Who Mistook His Wife for a Hat. L.: Picador, 1985. P. 12.
11. Time-Life Books. Mysteries of the Human Body. Alexandria, Virginia: Time-Life Books, 1990. P. 13.
12. Reuters. China Brain. 14 October 1996.

## Глава 25

1. Rosenfield I. The Invention of Memory: A New View of the Brain. N. Y.: Basic Books, 1988.
2. Juan S. An elephant never um, eh... // The Sydney Morning Herald. 22 June 1989. P. 19.
3. Исследование Э. Талвинга и др. приводит Б. Бауэр. Brain scans show two-sided memory flow // Science News. 26 March 1994. P. 199. Доктор Эндел Талвинг и коллеги работают на факультете психологии Торонтского университета.
4. Исследование Г. Финка и др. приводит Б. Бауэр. Right brain takes memories personally // Science News. 6 July 1996. P. 5. Доктор Гереон Финк и коллеги работают в Институте неврологии в Лондоне.
5. Sno H., Linszen D. The déjà vu Experience: remembrance of things past? // American Journal of Psychiatry. 1990. Vol. 147. P. 1587—1595. Доктора́ Герман Сно и Дон Линчен — психиатры из Амстердамского университета.
6. Berrios G. The déjà vu in France during the 19th century: A conceptual history // Comparative Psychiatry. 1995. Vol. 36. No. 2. P. 123—129.
7. Sno H., Draaisma D. An early Dutch study of déjà vu experiences // Psychological Medicine, 1993. Vol. 23. No 1. P. 17—26.
8. Bancaud J., Brunet-Bourgin F., Chauvel P. , Halgren H. Anatomical origin of déjà vu and vivid «memories» in human temporal lobe epilepsy // Brain. 1994. Vol. 117. No. 1. P. 71—90. Доктор Дж. Банко и коллеги — неврологи в Центре Поля Брока в Париже.

9. Levitan H. The depersonalizing process // Psychoanalytic Quarterly. 1969. Vol. 38. P. 97—109.
10. Juan S. The déjà vu and you // The Sydney Morning Herald. 17 September 1991. P. 12.
11. Weinard M., Hermann B., Wyler A., Carter L., Oommen K., Labiner D., Ahern G., Herring A. Long-term subdural strip electrocorticographic monitoring of ictal déjà vu // Epilepsia. 1994. Vol. 35. No. 5. P. 1054—1059. Доктор М. Вейнанд и коллеги работают на кафедре хирургии медицинского колледжа Аризонского университета в Таксоне.
12. Andrews K., Murphy L., Munday R., Littlewood C. Misdiagnosis of the vegetative state: A retrospective study in a rehabilitation unit // British Medical Journal. 1996. Vol. 313. P. 13—16. Доктор Кит Эндрюс и коллеги — неврологи Королевской неврологической больницы в Лондоне.
13. Monmaney T. A surprising study about gravely sick // The Los Angeles Times. 6 July 1996. P. 2.
14. Исследование С. Робертса и др. приводит Б. Бил. Just think, coma patients may be able to contact us // The Sydney Morning Herald. 12 September 1996. P. 3. Стив Робертс и коллеги работают в Лондонском королевском колледже.

# Глава 26

1. Franzini L., Grossberg J. Eccentric, Bizarre Behaviors. Brisbane: John Wiley, 1995. P. 194.
2. Tredgold A. Mental Deficiency. N. Y.: William Wood, 1914.
3. Wallechinsky D., Wallace A. The Book of List: The '90s Edition. Boston: Little, Brown and Company, 1993. P. 439—440.
4. Podolsky E. Encyclopedia of Aberrations. N. Y.: The Citadel, 1953.
5. Lindsley O. Can deficiency produce specific superiority: The challenge of the idiot savant // Exceptional Child. 1965. Vol. 31. P. 225—232.
6. Mottron L., Belleville S. Perspective production in savant autistic draughtsman // Psychological Medicine. 1995. Vol. 25.

Р. 639—648. Доктора́ Л. Моттрон и С. Беллвилл — психиатры из больницы Св. Жюстины в Монреале.

7. Jean S. Savants: The super talents of the subnormal // The Medical Observer. 2 August 1996. P. 68.

8. Treffert D. Extraordinary People: Understanding «Idiot Savants». N. Y.: Harper, Row, 1989. Доктор Дарольд Трефферт — психиатр из Фон-дю-Лак, штат Висконсин.

9. Juan S. Imbeciles', but with the talent of a genius // The Sydney Morning Herald. 24 November 1998. P. 20.

10. Исследование Дж. Уилдинга и И. Валентайн приводит У. Корлисс. The untapped human mind // Science Frontiers. May — June 1995. P. 4. Доктора́ Дж. Уилдинг и И. Валентайн — психологи в Лондонском университете.

11. Исследование А. Шимамуры и др. приводит М. Бараш. The busy brain // Psychology Today. March — April 1995. P. 24. Доктор Артур Шимамура и коллеги работают на факультете психологии Калифорнийского университета в Беркли.

## Глава 27

1. Lewis G., David A., Andreasson S., Allebeck P. Schizophrenia and city life // The Lancet. 1992. Vol. 340. P. 137—140. Доктор Глин Льюис и коллеги — психиатры Института психиатрии в Лондоне.

2. Barta P. , Pearlson G., Powers R., Richards S., Tune L. Auditory hallucinations and smaller superior gyral volume in schizophrenia // American Journal of Psychiatry. 1990. Vol. 147. P. 1457—1462. Доктор Патрик Барта и коллеги работают в медицинской школе Университета Джона Хопкинса в Балтиморе.

3. Ainger N. Study on schizophrenics — why they hear voices // The New York Times. 22 September 1993. P. 1.

4. Shenton M., Kikins R., Jolesz F., Pollak S., LeMay M., Wible C., Hokama H., Martin J., Metcalf D., Coleman M., McCarley R. Abnormalities of the left temporal lobe and thought disorder in schizophrenia // The New England Journal of Medi-

cine. 1992. Vol. 327. P. 604—612. Доктор Марта Шентон и коллеги работают в Гарвардской медицинской школе.

5. Flaum M., Andreasen N. The reliability of distinguishing primary versus secondary negative symptoms [in schizophrenia] // Comparative Psychiatry. 1995. Vol. 36. No. 6. P. 421—427. Доктора́ Мартин Флаум и Нэнси Андресен — психиатры из клиник университета Айовы.

6. Интервью с П. Макгуайром приводит Б. Бауэр. Brain scans seek roots of imagined voices // Science News. 9 September 1995. P. 166. Доктор Филип Макгуайр — психиатр из Института психиатрии в Лондоне.

7. Bower B. Faulty circuit may trigger schizophrenia // Science News. 14 September 1996. P. 164.

8. Eagles J. Are polioviruses a cause of schizophrenia? // British Journal of Psychiatry. 1992. Vol. 160. P. 598—600. Доктор Джон Иглс — психиатр в Королевской больнице Корнхилл в Абердине.

9. Исследование Д. Зильберсвайга и Э. Стерн приводит К. Лейтвайлер. Schizophrenia revisited // Scientific American. February 1996. P. 22—23. Доктора́ Дэвид Зильберсвайг и Эмили Стерн работают в медицинском центре Корнелльского университета.

10. Исследование П. Голдман-Ракик приводит К. Конвэй. A matter of memory // Psychology Today. January — February 1995. P. 11. Доктор Патрисия Голдман-Ракик — невролог в Йельском университете.

11. Juan S. Schizophrenia — an abundance of theories // The Sydney Morning Herald. 15 October 1992. P. 14.

12. Исследование Дж. Меггинсон Холлистер и др. приводит Б. Бауэр. New culprit cited for schizophrenia // Science News. 3 February, 1996. P. 68. Доктор Дж. Меггинсон Холлистер и коллеги — психологи из Пенсильванского университета.

13. Scientific American. Making memories // Scientific American. August 1996. P. 20.

# Глава 28

1. Hills B. Deadly dilemma of Australian's most unwanted man // The Sydney Morning Herald. 5 May 1990. P. 67, 69.
2. Favazza A. Bodies Under Siege: Self-Mutilation in Culture and Psychiatry. Baltimore, Johns Hopkins University Press, 1987. Доктор Ардмандо Фавацца — психиатр из медицинской школы университета Миссури в Колумбии, штат Миссури.
3. Scheper-Hughes N. Bodies under siege: Self-mutilation in culture and psychiatry (Armando R. Favazza) // Medical Anthropology Quarterly. 1989. Vol. 3. No. 3. P. 312—315. Доктор Нэнси Шепер-Хьюз — антрополог в Калифорнийском университете в Беркли.
4. Basaglia F. Psychiatry Inside Out: Selected Writings of Franco Basaglia. N. Y.: Columbia University Press, 1987.
5. Juan S. Self-mutilation: The first cut is not the deepest // The Sydney Morning Herald. 11 May 1990. P. 11.
6. Krasucki C., Kemp R., David A. A case study of female genital self-mutilation in schizophrenia // British Journal of Medical Psychology. 1995. Vol. 68. No. 2. P. 179—186. Доктор К. Крэсьюки и коллеги — психиатры из Института психиатрии в Лондоне.
7. Исследование А. Рапса и др. приводит У. Корлисс. Solar radiation and mental illness // Science Frontiers. January — February 1994. P. 4. Доктор Ави Рапс и коллеги — психологи из университета Тель-Авива.
8. Wallechinsky D., Wallace A. The Book of Lists: The '90s Edition. Boston: Little, Brown and Company, 1993. P. 109.
9. Goldwyn M. How a Fly Walks Upside Down... and Other Curious Facts. New Jersey: Wing Books, Avenel, 1995. P. 224.

# Глава 29

1. Stix G. Listening to culture // Scientific American. January 1996. P. 16, 21.

2. Levy J., Neutra R., Parker D. Hand Trembling, Frenzy Witch-craft, and Moth Madness: A Study of Navajo Seizure Disorders. Tucson: University of Arizona Press, 1987. Доктор Джеррольд Леви и коллеги работают на факультете антропологии Аризонского университета.

3. Yap P. Koro — a culture-bound depersonalization syndrome // British Journal of Psychiatry. 1965. Vol. 111. P. 43—50.

4. Edwards J. Indigenous koro, a genital retraction syndrome of insular Southeast Asia: A critical review // Culture, Medicine and Psychiatry. 1984. Vol. 8. P. 1—24.

5. Scher M. Koro in a native born citizen of the U.S. // International Journal of Social Psychiatry. 1987. Vol. 33. No. 1. P. 42—45. Доктор Мэрионда Шер — психиатр кафедры психиатрии и наук о поведении Вашингтонского университета в Сиэтле.

6. Juan S. Only Human: Why We React, How We Behave, What We Feel. Sydney: Random House Australia, 1990. P. 117—119.

7. Teicher M. Windigo Psychosis. Seattle: University of Washington Press, 1960.

8. Rubel A., O'Neil C., Collado-Ardon R. Susto, A Folk Illness. University of California Press, 1984. Доктор Артур Рубел и коллеги работают в отделении антропологии Калифорнийского университета в Ирвине.

9. Juan S. Taboos and mental illness // The Sydney Morning Herald. 15 June 1994. P. 15.

10. Johnson S. Psychiatric manual to list cultural woes // The San Jose Mercury News. 23 April 1994. P. 1A—2A.

11. Lindner C. You must remember this // Men's Health. September 1995. P. 112.

12. Heilman J. The good news about Alzheimer's // Parade. 13 August 1995. P. 12—13.

13. Richardson S. The besieged brain // Discover. September 1996. P. 30—31.

## Глава 30

1. Carducci B., Zimbardo P. Are you shy? // Psychology Today. November — December 1995. P. 34—41.

2. McCarry A. Professionals warned on social phobia // The Weekend Australian. 6—7 July 1996. P. 47.

3. Marks I. The classification of phobic disorders // British Journal of Psychiatry. 1970. Vol. 116. P. 377—386.

4. Turner S., Beidel D., Larkin K. Situational determinants of social anxiety in clinic and non-clinic samples: Physiological and cognitive correlates // Journal of Abnormal Psychology. 1986. Vol. 95. P. 389—394. Доктор Сэмюэл Тернер и коллеги работают в медицинской школе Питтсбургского университета.

5. Kagan J., Reznick J., Snidman N. Biological bases of shyness // Science. 1988. Vol. 240. P. 167—171. Доктор Джером Каган и коллеги работают в отделении психологии Гарвардского университета.

6. Heimberg R., Dodge C., Hope D., Becker R. DSM-III-R subtypes of social phobia // Journal of Nervous and Mental Disease. 1989. Vol. 178. P. 172—179. Доктор Р. Дж. Хаймберг и коллеги работают в Государственном нью-йоркском университете в Олбани.

7. Turner S., Beidel D., Townsley R. Social phobia: Relationship to shyness // Behavior Research and Therapy. 1990. Vol. 28. No. 6. P. 497—505.

8. Juster H., Heimberg R. Social phobia. Longitudinal course and long-term outcome of cognitive-behavioral treatment // Psychiatric Clinics of North America. 1995. Vol. 18. Suppl. 4. P. 821—842.

9. Reiter S., Pollack M., Rosenbaum J., Cohen L. Clonazepam for the treatment of social phobia // Journal of Clinical Psychiatry. 1990. Vol. 51. No. 11. P. 470—472. Доктор Стюарт Райтер и коллеги работают в медицинской школе Гарвардского университета.

10. Jefferson J. Social phobia: Everyone's disorder // Journal of Clinical Psychiatry. 1996. Vol. 57. Suppl. 6. P. 28—32. Доктор Дж. У. Джефферсон — психиатр Фонда здоровья, исследований и образования в Мэдисоне, штат Висконсин.

11. Juan S. Too shy to speak // The Sydney Morning Herald. 30 May 1991. P. 14.

12. Black B., Uhde T. Elective mutism as a variant of social phobia // Journal of the American Academy of Child and Adolescent Psychiatry. 1992. Vol. 31. P. 1090—1094. Доктора́ Б. Блэк и Т. Уде работают в Национальном институте психического здоровья США в Бетесде, штат Мэриленд.

13. Stein M., Baird A., Walker J. Social phobia in adults with stuttering // American Journal of Psychiatry. 1996. Vol. 153. P. 278—280. Доктор М. Штейн и коллеги работают больнице Св. Бонифация в Виннипеге и университете Манитобы.

14. Исследование Л. Ниберга приводит К. Фэкельман. The brain's memory helpers // Science News. 5 October 1996. P. 218. Доктор Ларс Ниберг работает в университете Уми в Швеции.

15. Исследование Ф. Сируа приводит Р. Макфэрланд. War hysteria and group fantasy in Colorado // The Journal of Psychohistory. 1991. Vol. 19. No. 1. P. 35—51.

## Глава 31

1. Coccaro E., Siever L., Klar H., Maurer G., Cochrane K., Cooper T., Mohs R., Davis K. Serotogeneric studies in patients with affective and personality disorders // Archives of General Psychiatry. 1989. Vol. 46. P. 587—599. Доктор Эмиль Коккаро и коллеги работают в медицинском колледже Пенсильвании в Филадельфии (Психиатрический институт Восточной Пенсильвании).

2. Roy A., Jong, I. de, Linnoila M. Cerebrospinal fluid monoamine metabolites and suicidal behavior in depressed patients: A 50-year follow-up study // Archives of General Psychiatry. 1989. Vol. 46. P. 609—612. Доктор Алек Рой и коллеги работают в Национальном институте США по изучению алкоголизма в Бетесде, штат Мэриленд.

3. Dillon K., Gross-Isseroff R., Israeli M., Biegon A. Autoradiographic analysis of Serotonin 5-HT1A receptor binding in the human brain postmortem: Effects of age and alcohol // Brain Research. 1991. Vol. 554. P. 56—64. Доктора́ Кэт-

рин Дилон и Анат Бигон — психиатры из медицинского центра Нью-йоркского университета. Доктора́ Рут Гросс-Изерофф и Малка Израэли — неврологи из Института имени Вейцмана (Реховот, Израиль).

4. Интервью с Д. Бэроном от 22 марта 1993 г. Доктор Дэвид Бэрон — заместитель руководителя по исследованиям внутренних органов в Национальном институте психического здоровья США в Вашингтоне.

5. Интервью с А. Бигоном от 21 марта 1993 г.

6. Исследование Д. Пандея и др. приводит К. Вергот. The end of suicide // Psychology Today. November — December, 1995. P. 20. Доктор Ганшьям Пандей и коллеги — психиатры из университета Иллинойса.

7. Maes M.; Cosyns P. ; Meltzer H.; Meyer, F. De; Peeters D. Seasonality in violent suicide but not in nonviolent suicide or homicide // American Journal of Psychiatry. 1993. Vol. 150. P. 1380—1385.

8. Mills C. Suicides and homicides in their relation to weather changes // American Journal of Psychiatry. 1934. Vol. 91. P. 669.

9. Fenton W., McGlashan T. Antecedents, symptom progression, and long-term outcome of the deficit syndrome in schizophrenia // American Journal of Psychiatry. 1994. Vol. 151. P. 351—356. Доктора́ Уэйн Фентон и Томас Макглэшен — психиатры из Йельского университета.

10. Luck S., Vogel E., Shapiro K. Word meanings can be accessed but not reported during the attentional blink // Nature. 1996. Vol. 282. P. 616—618. Доктора́ Стивен Лак, Эдвард Вогель и Кимрон Шапиро — психологи из университета Айовы.

11. Motluk A. How the brain goes on the blink // New Scientist. 19 October 1996. P. 19.

12. Ross K. Bizarre disease makes victims jump out windows — because they think they're on fire // Weekly World News. 9 July 1996. P. 45.

# Глава 32

1. Bernstein I. Taboo or toy? / J. Burner, A. Jolly, K. Sylva. Melbourne: Penguin Books, 1978. P. 194—198.
2. Cannon W. Bodily Changes in Pin, Hunger, Fear and Rage: An Account of Research into the Function of Emotional Excitement. N. Y.: Appleton-Century, 1929.
3. Apter M. The Dangerous Edge: The Psychology of Excitement. N. Y.: The Free Press, 1992. Доктор Майкл Эптер — психолог из Чикагского университета.
4. Juan S. Why we love the thrill of danger // The Sydney Morning Herald. 21 July 1993. P. 12.
5. Persinger M. On the possibility of directly accessing every human brain by electromagnetic induction of fundamental algorithms // Perceptual and Motor Skills. 1995. Vol. 80. P. 791—792. Доктор М. А. Персингер — невролог из Лаурентского университета в Бельгии.
6. Dixit J. What makes athletes great // Psychology Today. November — December 1996. P. 18.

# Глава 33

1. Интервью с Д. Дингсом от 3 августа 1991 г. приводит С. Джуан. Time twists may help combat ills // The Sydney Morning Herald. 15 August 1991. P. 12. Доктор Дэвид Дингс — психолог больницы при Пенсильванском университете в Филадельфии.
2. Интервью с П. Уайброу от 3 августа 1991 г. приводит С. Джуан, там же. Доктор Питер Уайброу — психиатр больницы при Пенсильванском университете в Филадельфии.
3. Интервью с Д. Дингсом от 10 июля 1997 г.
4. Интервью с Р. Граншейном от 4 августа 1991 г. приводит С. Джуан, см. выше. Доктор Рон Граншейн — специалист центра по изучению расстройств сна в Королевском госпитале принца Альфреда (Сидней).
5. Levinson B. State of awareness during general anaesthesia // British Journal of Anaesthesia. 1965. Vol. 37. P. 544—546.

6. Andrade J. Learning during anaesthesia: A review // British Journal of Psychology. 1995. Vol. 86. P. 479—506.
7. Marion R. A deadly cry // Discover. December 1995. P. 42, 44, 46.

# Глава 34

1. Исследования этого явления были представлены в апреле 1994 г. на конференции по химии мозга в Вашингтоне; спонсором была Американская психологическая ассоциация.
2. Интервью с Д. Черни от 29 апреля 1994 г. приводит С. Джуан. The strain of the pain stays mainly in the brain // The Sydney Morning Herald. 4 May 1994. P. 19. Доктор Деннис Черни — психиатр и директор отделения клинической неврологии в Национальном центре посттравматических стрессовых расстройств при Йельском университете.
3. Интервью с М. Фридманом от 28 апреля 1994 г. приводит С. Джуан, см. выше. Доктор Мэтью Фридман — психиатр Национального центра ПТСР при Йельском университете.
4. Исследование Л. Эчтерлинга приводит Дж. Мауро. After the flood // Psychology Today. May — June 1993. P. 20. Доктор Леннис Эчтерлинг — психолог из Университета Джеймса Мэдисона в Вирджинии.
5. Lindemann E. Symptomatology and management of acute grief // American Journal of Psychiatry. 1944. Vol. 101. P. 141—148.
6. Williams C., Solomon S., Bartone P. Primary prevention in aircraft disasters // American Psychologist. 1988. Vol. 43. No. 9. P. 730—739. Доктор Кэролин Уильямс и коллеги — психологи из Школы общественного здоровья в университете Миннесоты.
7. Human Response to the Gander Military Air Disaster: A Summary Report / K. Wright. Department of Military Psychiatry, Walter Reed Army Institute of Research. Washington, DC. 1987.

8. Raphael B., Singh B., Bradbury L., Lambert F. Who helps the helpers? The effects of disaster on the rescue workers // Omega. 1983—1984. Vol. 14. P. 9—20.

9. Berah B., Jones F., Valent P. The experience of a mental health team involved in the early phase of a disaster // Australian and New Zealand Journal of Psychiatry. 1984. Vol. 18. P. 354—358.

10. Raphael B. When Disaster Strikes. N. Y.: Basic Books, 1986.

11. Sutker P. , Winstead D., Galina Z., Allain A. Cognitive deficits and psychopathology among former prisoners of war and combat veterans of the Korean conflict // American Journal of Psychiatry. 1991. Vol. 148. No. 1. P. 67—72. Доктор Патрисия Саткер и коллеги — психиатры из Административного медицинского центра ветеранов в Новом Орлеане.

12. Sutker P. , Allain A., Winstead D. Psychopathology and psychiatric diagnoses of World War II Pacific theater prisoners of war survivors and combat veterans // American Journal of Psychiatry. 1993. Vol. 150. No. 2. P. 240—245.

13. Sutker P. , Davis J., Uddo M., Ditta S. War zones stress, personal resources, and PTSD in Persian Gulf War returnees // Journal of Abnormal Psychology. 1995. Vol. 104. No. 3. P. 444—452.

14. Juan S. Survivors face a life sentence of trauma // The Sydney Morning Herald. 18 June 1992. P. 6.

15. Compassion Fatigue / C. Figley. N. Y.: Brunner/Mazel, 1995.

16. Ubell E. Secrets of the brain // Parade. 9 February 1997. P. 20—22.

17. Barasch M. Who knocks shocks? // Psychology Today. November — December 1995. P. 16.

## Глава 35

1. Интервью с Дж. Хили от 12 ноября 1992 приводит С. Джуан. The TV Brain': What it switches off // The Sydney Morning Herald. 26 November 1992. P. 14. Доктор Джейн Хили — психолог, работает в школе Вейл Монтан и в Го-

сударственном университете Кливленда (штат Огайо). Автор книг: Your Child's Growing Mind. N. Y.: Doubleday, 1989; Endangered Minds: Why Children Don't Think and What We Can Do About It. N. Y.: Simon, Schuster, 1991.

2. Covington S. TV may stunt kids' brains, experts warn // The San Jose Mercury News. 3 October 1992. P. 4.

3. Greenwald A., Draine S., Abrams R. Three cognitive markers of unconscious semantic activation // Science. 1996. Vol. 273. P. 1699—1702. Доктор Энтони Гринвальд и коллеги работают в отделении психологии Вашингтонского университета в Сиэтле.

4. Motluk A. Mind control ads 'don't sink in // New Scientist. 28 September 1996. P. 20.

5. Abrams M., Bernstein H. Soon you'll curl up with an electronic book // The San Francisco Chronicle. 1 June 1992. P. B1, B4.

*Научно-популярное издание*

**Джуан** Стивен

# СТРАННОСТИ НАШЕГО МОЗГА

Генеральный директор издательства
*С. М. Макаренков*

Редактор *И. А. Лебедева*
Выпускающий редактор *Е. А. Крылова*
Компьютерная верстка: *К. А. Фрей*
Корректор *Н. В. Антонова*
Изготовление макета: *ООО «Прогресс РК»*

Подписано в печать 24.12.2008 г.
Формат 84×108/32. Печ. л. 12,0.
Тираж 10 000 экз.
Заказ № 27

Адрес электронной почты: info@ripol.ru
Сайт в Интернете: www.ripol.ru

ООО Группа Компаний «РИПОЛ классик»
109147, г. Москва, ул. Большая Андроньевская, д. 23

Отпечатано с готовых файлов заказчика в ОАО «ИПК
«Ульяновский Дом печати». 432980, г. Ульяновск, ул. Гончарова, 14